名医教你育儿防病丛书

总主编　陈永辉

扫一扫，加入中医育儿圈

小儿厌食症

主　　编　陈永辉

副主编　琚　玮

编　　委　陈永辉　琚　玮　李　萌　张　弛

　　　　　露　红　何春霞　杨　烨　张　璠

　　　　　李灿灿

中国中医药出版社

·北　京·

图书在版编目（CIP）数据

小儿厌食症 / 陈永辉主编 .—北京：中国中医药出版社，2019.3
（名医教你育儿防病丛书）
ISBN 978 – 7 – 5132 – 4831 – 0

Ⅰ . ①小… Ⅱ . ①陈… Ⅲ . ①小儿厌食症—防治 Ⅳ . ① R723.1

中国版本图书馆 CIP 数据核字（2018）第 052831 号

中国中医药出版社出版

北京市朝阳区北三环东路 28 号易亨大厦 16 层
邮政编码　100013
传真　010–64405750
河北省武强县画业有限责任公司印刷
各地新华书店经销

开本 710×1000　1/16　印张 14.5　字数 193 千字
2019 年 3 月第 1 版　2019 年 3 月第 1 次印刷
书号　ISBN 978 – 7 – 5132 – 4831 – 0

定价　49.00 元
网址　www.cptcm.com

社 长 热 线　010-64405720
购 书 热 线　010-89535836
维 权 打 假　010-64405753

微信服务号　zgzyycbs
微商城网址　https://kdt.im/LIdUGr
官 方 微 博　http://e.weibo.com/cptcm
天猫旗舰店网址　https://zgzyycbs.tmall.com

如有印装质量问题请与本社出版部联系（010-64405510）

前言

PREFACE

作为一名儿科医生，三十余年来我致力于儿科疾病的临床实践，亲眼目睹了许多家长面对生病宝宝的束手无策以及"病急乱投医"的做法，导致宝宝病情无改善甚至加重，最终贻误病情，令人痛心！每当这个时候，我就会萌生这样的想法：将家长培养成孩子的第一任保健医生——在日常生活中能科学育儿，积极预防疾病的发生；一旦宝宝病了，能明白是怎么回事，能简单处理，减轻孩子的痛苦，减少去医院的次数，避免过多地服用药物和过度医疗。

现阶段，"就医难，看病贵"的情况仍然存在，尤其儿科，有限的医疗资源不能满足广大患者的需求，使小儿就医显得更加困难。培养爸爸妈妈成为宝宝的家庭保健医生是一件必要且十分有意义的事情。但这需要家长付出十分的用心，相信每位爸爸妈妈都愿意并乐意为宝宝"用心"。

孟母育儿，曾三迁，我们育儿，无须周折，只要您每天用心学习一点点，宝宝就可少受病痛折磨，少去医院，少服药物。这就是我们编写此套丛书的初衷，从一个家庭保健医生的角度出发，使家长们认识了解常见的儿童疾病，掌握简单的家庭调养方法，更好地呵护生病的宝宝，预防疾病的发生。

愿此套丛书能帮助更多的家长科学育儿，使更多的宝宝开心健康成长。

陈永辉

2018 年 1 月 1 日

INTRODUCTION

　　"厌食"是小儿最常见的消化道疾病，生活水平提高了，厌食的孩子却越来越多了。经常听家长在抱怨，孩子就是"不爱吃饭"。有的孩子是从小就厌食，在吃辅食的时候就挑食，吃得少，好话说了千百遍还喂不进半勺饭。也有一部分孩子是从小食欲特别好，到了某个年龄段之后，突然就加入了厌食宝宝的行列，这也不吃那也不吃。为了能解决孩子们不爱吃饭，吃饭不香的问题，作为家长，应该首先了解厌食出于何种原因，接下来再找对策，让每个孩子都能吃饭香，身体棒，为孩子的健康成长打下良好的基础。

　　本书以问答的形式详细介绍了小儿厌食的病因、症状表现、防治方法、饮食调养、家庭护理等患儿家长所关心的问题。其内容涉及面较广，力求做到深入浅出，通俗易懂。希望一册在手，犹如一位经验丰富而又不厌其烦的医生伴随在患儿家长左右。从此，家长在孩子厌食时不再唉声叹气，一筹莫展。

本书在编写过程中参阅并引用了许多相关著作及文章，恕未予以一一注明，谨向原作者致以衷心的感谢。由于作者水平所限，书中错误、疏漏之处在所难免，敬请各位同道及广大读者提出宝贵意见。

陈永辉

2018 年 8 月

目 录

CONTENTS

NO.1 什么是厌食

NO.2
为什么我家的孩子会厌食

NO.3
我家孩子是厌食症吗

NO.4
如何治疗小儿厌食

NO.5
防治小儿厌食，家长是最好的保健医

NO.6
药食同源，应该给孩子这样吃

NO.7
预防、养护与康复

NO.1

什么是厌食

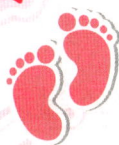

"厌食"是小儿常见的一种疾病，指孩子较长时期的厌恶进食、食量减少的一种疾病，各年龄段儿童均可发生，但以 1～6 岁小儿多见。

随着经济的发展，科学技术在生活领域的广泛应用，人们生活水平不断提高，可以摄入的食物种类越来越多，但同时也造成了饮食结构的不合理，儿童厌食症发病率呈逐年上升趋势，尤以城市儿童为甚。该病迁延日久，对儿童生长发育、营养状态和智力发展均会造成不同程度的影响，已成为家长十分关注的问题。

1 食物有什么重要作用

食物中含有人体所需要的各种营养物质，人体必需的营养物质一般包括以下七类：蛋白质、脂类、碳水化合物、维生素、无机盐、膳食纤维、水。这些营养物质在人体细胞线粒体内进行生物氧化，转化为能量，供机体所需。食物摄入是人类以及动物维持生命活动的最基本和最重要的行为。

孩子通过饮食摄取能量和各种营养物质，以维持生命，进行正常的生理活动、生长发育和新陈代谢。不同的食物产生的能量不同，比如进食蛋白质类食物后，机体产生能量大约相当于蛋白质本身能量的 30%，进食脂肪和碳水化合物则相当于食物本身能量的 4%～6%。

2 食物与健康有什么关系

蛋白质是构成人体组织、细胞等的主要成分，维持正常生理功能的重要物质。氨基酸是蛋白质的基本组成单位，不同的蛋白质所含的必需氨基酸和非必需氨基酸种类不一，量也不同，其生物利用价值也有差别。儿童处在生长发育的旺盛期，不但需要蛋白质供应组织细胞的新陈代谢，同时还需要其参与构成生长发育所需要的新组织。因此，相对成年人，儿童需要更多的蛋白质。

脂类包括脂肪和类脂，是人体的重要组织成分，能为人体提供能量，促进脂溶性维生素 A、D、E、K 等的吸收，保护体内脏器，增加饱腹感。

碳水化合物也称糖类，主要作用是供给能量，是神经组织的重要组成部分，起到保护肝脏、维持其解毒功能的作用，同时抵抗产生的过多酮体。糖类的摄入不足会引起脂肪氧化不全而产生过量的酮体，引起酮中毒。因此，碳水化合物也是儿童生长发育中非常重要的营养物质。

维生素是维持人体正常生命活动的必需营养。各类维生素的共同特点是：天然存在于食物当中；人体需要量虽少但绝不能缺少；各种维生素参与不同生理代谢功能。

无机盐是存在于体内和食物中的矿物质营养，细胞中大多数无机盐以离子形式存在，由有机物和无机物共同组成。人体已发现有 20 余种必需的无机盐，约占人体重量的 4% ～ 5%。

膳食纤维多属碳水化合物，过去认为属于不被吸收的食物，但近年来营养学家发现它们是人类所必需的，其具有的理化特性使它们发挥了重要的生理作用。膳食纤维主要功能为：预防胆石症、影响血糖水平、预防结肠癌、改善憩室病症状、防止能量过剩及肥胖。

水在体内发挥着重要作用，不仅可以维持身体的细胞结构，协助新陈代谢，还能帮助运送身体所需的营养，并将代谢废物排出体外，水还能帮助调节身体的温度，能使眼睛、嘴巴及鼻道保持湿润。

专家提醒：

健康离不开科学合理的食物摄取，食物与健康密切相关。

3 儿童必需的营养有哪些

5岁的聪聪从小就不爱吃主食，米饭、面条、馒头、花卷啦，都不吃，送到嘴边也摇头，只爱吃西红柿和肉，顿顿饭只要吃西红柿、吃肉，妈妈开始没有在意，觉得孩子只要肯吃就是好事，但是看着聪聪现在小脸黄黄的，不像别的小朋友有红扑扑的小脸蛋，就着急了，到底聪聪不吃主食好不好呢？

人体从食物中摄取各种营养物质，将它们在体内代谢转化产生热能，以满足机体需要。

碳水化合物（糖类）是主要的能源物质。它主要存在于粮食中，如大米、面包或面条等。

脂肪在体内产生的热量比值最大，1g脂肪在人体内转化可释放37.62kJ的热能，比同样重量的碳水化合物（糖类）和蛋白质转化所产生的热能高1倍多。而且脂肪在人体内占用的空间少。

除了热能物质外，幼儿的生长发育还需要有物质基础。蛋白质是一切生命的物质基础，是机体细胞的重要组成部分，是人体组织更新和修补的主要原料。瘦肉、鱼、蛋、奶是动物性蛋白质的主要来源；豆类、坚果类则是植物性蛋白的主要来源，其中动物性食物的蛋白质与豆类蛋白质所含"必需氨基酸"比较齐全。

当碳水化合物（糖类）和脂类在人体内摄入量不多，所产生的热能不足以维持身体需要时，就会消耗蛋白质产生热能，维持人体正常活动的能量需要。所以，聪聪爱吃西红柿和肉是好，但是主食也是不可缺少的。

4 什么样的食物容易消化

幼儿的咀嚼功能差，在给宝宝制作食物时应切碎煮烂，不宜给大块的、油炸的和刺激性强的食物，并且食物在制作时应力求小、巧；还应注意食物的色、香、味和形状，满足幼儿的好奇心，增强其食欲。但应注意酸、麻、辣调料应尽量不用。幼儿饮食次数以每天4次为宜，即早餐、午餐、午点、晚餐。可以在晚上睡觉前加一杯牛奶。同时要求幼儿饮食要注意做到定时、定量，以利于消化吸收。虽然幼儿饮食已由乳类主食转变为以米粥、米饭、面条等谷类食物为主，但乳类食品仍应是幼儿的重要食品。幼儿应保证每天喝600mL以上的牛奶，也可以用奶粉、羊奶或豆浆代替。

5 合理安排幼儿的饮食有什么好处

1～3岁的幼儿，对热量和各种营养物质的需求虽然相对婴儿低一些，但仍较成人为高。同时，由于幼儿消化机能尚不健全，尤其是刚断奶的幼儿，乳牙不全，咀嚼能力较差，不能立即适应成人的饮食，所以，这个时期的饮食应注意合理平衡。

首先幼儿的食物品种必须多样化，食物中不仅要经常有鱼、肉、蛋和豆制品，还必须有蔬菜和水果。水果以应季水果为主，合理选择搭配，注意营养全面。一般来说，主食可适当地增加一些粗粮，以补充维生素的不足；碳水化合物如淀粉、糖类食物等不可过量，以免造成幼儿肥胖；蛋白质类食物也不宜吃得过多，否则易导致便秘或消化不良，影响幼儿食欲。

其次，幼儿食物要注意调配。据生理学家研究，1 周岁幼儿的胃容量为 200 ～ 300mg，个体之间略有差异。每天进餐以 4 次为宜。

6 什么是厌食症

小儿厌食症又称消化功能紊乱（disorders of digestive function），是指长时期的食欲减退或消失。厌食症主要由于两种病理生理因素导致，一是局部或全身疾病影响消化道的功能，使胃肠平滑肌的张力下降，消化道的分泌减少，酶的活力降低；另一种是中枢神经系统受人体内外环境各种刺激的影响，使消化功能调节失去平衡。

2 岁的嘉嘉断奶后就出现食欲不振的情况，吃饭少而且费劲，肚子经常胀得像小鼓一样，3 岁的孩子，小脸又瘦又黄的，头发稀疏没有光泽，和同龄孩子比个头体重都差了不少，缺少孩童活跃的精神与体力。妈妈带到医院做了各种检查都没有发现大问题，仅仅一些微量元素不达标，被医生诊断为"原发性厌食症"。

医生告诉妈妈，嘉嘉目前的状况是厌食造成的营养不良。原因是因为母乳喂养时间过长，没能按时添加辅食，孩子只对吃母乳感兴趣，对其他食物没兴趣，久而久之酿成厌食。这种厌食称为原发性的厌食症。

专家提醒：

随着孩子月龄的增长，消化功能日趋完善，母乳不能满足其生长发育的需要，4～6个月起应开始添加辅食，逐渐适应非流质饮食，8～12个月时可以完全断乳。

7 怎样确诊厌食症

广义上来说，摄食行为通常受神经、内分泌等诸多因素控制，同时受文化、家庭、个人经验、经济条件以及市场供应等限制。因此，正常的食物摄入行为，是人体生命活动的基础、动力和健康保障。正常情况下，我们在从食物摄取和消耗的热量中应保持相对平衡状态。如果摄食行为长期异常，如饮食喂养不当、偏食等，导致脾胃不和、受纳运化失健，就会引起厌食症，进而引起各种疾病的发生，影响正常生长发育和身心健康。

厌食是儿科临床中经常听到的主诉。如果营养状况正常，不能单纯地以小儿进食量变化或偏食，就误诊为厌食。要根据病史、体检和必要的化验检查，排除胃肠道器质性疾病以及全身性疾病对消化道的影响，才能诊断为厌食症。

8 什么是原发性厌食症

厌食症分为两类：原发性厌食症和继发性厌食症。

原发性厌食症是最常见的类型，临床表现以较长时期食欲不振，厌恶进食为主，兼有形体偏瘦，面色少华，大便干稀不调，多食后脘腹作胀，部分患儿有血清锌、胃泌素含量降低等。原发性厌食症见于长时期食欲缺乏，见食不贪，纳食不香，甚则拒食，久则精神疲倦，身体虚弱，体重减轻，营养不良，免疫力下降，影响正常的体格和智力发育。

专家提醒：

患有原发性厌食症的孩子多面黄无泽，形体消瘦。常有偏食，进食不规律，或过食生冷、油腻煎炸食品，喜好吃零食，或未按期添加辅食等喂养不当史，只要及时纠正不当的喂养方法，一段时间后即能痊愈。

9 继发性厌食症是怎么回事

2岁半的丁丁也是不爱吃饭，好像对所有的食物都没有胃口，水果零食也一概不肯吃，一到了排大便的时候便大哭大闹，甚至都不敢去上厕所，到医院最后诊断是肛裂，医生说丁丁不爱吃饭也是因为肛裂导致的，这是怎么回事呢？

继发性的厌食症也称为病理性厌食症，同样需要警惕，很多疾病都会引起小儿厌食症的发生。

继发性厌食症主要是由一些急、慢性疾病引起的小儿食欲不振、厌食。最常见的是消化系统疾病，如胃炎、肠炎、肝炎等疾病。这些疾病导致小儿消化液分泌减少，酶的活力减低，而影响食欲。另外，呼吸道的炎症以及内分泌、中枢神经系统疾病，均可影响小儿消化功能进而导致食欲下降。心理因素也会影响小儿的食欲，如肛裂，痔疮，排便痛，或担心发胖不愿意进食。

专家提醒：

继发性厌食症与大脑中的下丘脑功能异常有关。下丘脑的主要任务是负责调节中枢神经，调节人的情绪，控制唾液腺分泌。下丘脑功能异常，可引起情绪低落，导致厌食等症状的出现。另外，某些疾病所引起的微量元素缺乏也可出现食欲不振。比如锌缺乏、铁缺乏都会引起食欲下降。

10 厌食症的发病情况如何

大眼睛的玫玫是个漂亮的小姑娘，可不爱吃饭一直是个让家长头疼的问题。玫玫瘦瘦小小的，妈妈外婆一直变着花样想尽办法给她弄好吃的，可她就是不买账。上个月玫玫被送到乡下的奶奶家住了1个月，竟然长胖了4斤，是奶奶家做的饭特别好吃吗？

厌食症是儿童的多发病，在国内外儿童群体各个年龄段中均可发生。近年来，我国小儿厌食症的发病率呈上升趋势，从儿科门诊的统计来看，厌食症的发病以1～7岁者多见，占发病总数85%左右，其中又以1～2岁居多，占总数的40%左右。小儿厌食症在城市和农村均有发生，而城市小儿患病率明显高于农村小儿，这与优越的家庭环境和过度溺爱、纵容及喂养不科学有关系。

11 厌食与厌食症有区别吗

厌食，是指由于孩子不良的饮食习惯或各种急、慢性疾病引起的食欲不振、食量显著减少的症状。多以不思饮食为主，但孩子身体状况尚好，没有腹部胀满、呕吐、腹泻等伴随症状。

厌食症是长期厌食造成的结果。儿童因长期的厌食而导致机体营养缺乏，长期营养不良造成身体各器官系统出现病变，而见消瘦、水肿、全身免疫力低下、各组织器官功能紊乱。

专家提醒：

长期厌食会造成营养不良，体质下降，影响儿童的生长发育。厌食的情况如不及时纠正，不仅会导致厌食症的发生，还会引起其他疾病。

12 厌食症会影响孩子的生长发育吗

4 岁的玲玲比起同龄孩子个子偏低，身体瘦弱，头发黄黄的也没有光泽。平时她对任何食物都没有兴趣，无论什么样的饭菜，只吃一点，而且吃一顿饭要花很长时间。不仅身高体重与同龄孩子相比有明显差距，而且抵抗力差，经常出现呼吸道感染、发烧。医生告诉玲玲的家长，这是由于孩子营养不良造成的。

营养不良（malnutrition）是一种慢性营养缺乏病。常见有两种典型症状，一是由于热能严重不足引起消瘦型（marasmus），可见于患儿矮小，消瘦，皮下脂肪消失，皮肤弹性差，头发干燥易脱落，体弱乏力，萎靡不振；一种为浮肿型，是由蛋白质严重缺乏引起，周身水肿，眼睑和身体低垂部水肿，皮肤干燥萎缩，角化脱屑，或有色素沉着，头发脆弱易断易脱落，指甲脆弱有横沟，无食欲，肝大，常有腹泻和水样便；也有混合型，介于两者之间，都可伴有其他营养缺乏的表现。

体格测量是评估营养不良最可靠的指标，目前国际上对评价营养不良的测量指标有较大变更，它包括三部分。

（1）体重低下

儿童的年龄性别体重与同年龄同性别参照人群标准相比，低于中位数减2个标准差，但高于或等于中位数减3个标准差，为中度体重低下；如低于参照人群的中位数减3个标准差为重度体重低下，此指标反映儿童过去和（或）现在有慢性和（或）急性营养不良，单凭此指标不能区分是属急性还是慢性营养不良。

（2）生长迟缓

儿童的年龄性别身高与同年龄同性别参照人群标准相比，低于中位数减2个标准差，但高于或等于中位数减3个标准差，为中度生长迟缓；如低于参照人群的中位数减3个标准差为重度生长迟缓，此指标主要反映过去或长期慢性营养不良。

（3）消瘦

儿童的身高和体重与同年龄同性别参照人群标准相比，低于中位数减2个标准差，但高于或等于中位数减3个标准差，为中度消瘦；如低于参照人群的中位数减3个标准差为重度消瘦，此指标反映儿童近期急性营养不良。

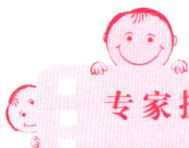

专家提醒：

4岁年龄的儿童正是生长发育的高峰期，对各类营养的需求量很大，必须摄取一定量的食物才能满足身体的需要。厌食的孩子由于长期进食少，不能够摄入足够的各类营养物质，导致机体营养不良，如果不能及时纠正，不仅容易造成发育迟缓、免疫功能低下、反复呼吸道感染；还会引起反应力、记忆力下降，严重的还会影响大脑的正常发育，造成脑功能减低，智能发育滞后。

13 对小儿厌食症的认识中存在哪些误区

误区一：孩子食欲差就是患了厌食症。

静静平时吃饭还挺好的，但是一到夏天热的时候就不肯吃饭，对什么吃的都不感兴趣。今年又开始热了，妈妈特别着急，每天想尽办法让静静吃东西。静静这样的情况是厌食症吗？

医学界对小儿厌食症的诊断是有标准的。一般情况下，厌食时间超过6个月，蛋白质、热能的摄入量不足供给标准的70%～75%；矿物质及维生素的摄入量不足供给标准的5%；3岁以下婴幼儿每天谷类食物摄取量不足50g。另外身高、体重均低于同年龄人正常平均水平（遗传因素除外）。

专家提醒：

食欲差与厌食症有天壤之别。不能轻易为孩子扣上"厌食"或"厌食症"的帽子。

误区二：不爱吃某种食物就是厌食。

翔翔上幼儿园大班了，从小饭量还可以，就是不吃蔬菜，水果也不爱吃，只爱吃肉，每顿饭只要没肉，翔翔就不吃饭了，即便在爸爸妈妈的软硬兼施下，也吃不了几口。妈妈很担心，不吃蔬菜，这是不是也是厌食啊？

孩子偏食或不爱吃某种食物，有很多原因，如食物口味可能不适合孩子；色泽不够吸引孩子；又如孩子初期没见过或很少吃某种食物时，家长就以为孩子不喜欢而不买再给孩子这种食物，久而久之，孩子就形成不吃这种食物的习惯。

专家提醒：

我国大多数以家庭为单位抚育孩子，家长的饮食习惯直接影响孩子的饮食结构。比如南方人的口味偏甜、北方人的口味偏咸，四川人爱辣、山西人爱酸等，都会影响孩子的口味。

误区三：孩子食量减少就是厌食。

菲菲从春节还没过完，就开始不爱吃饭了，以前特别爱吃的红烧茄子，也不感兴趣了。现在春节过完都1个月了，菲菲好像还是没有以前的食欲好。妈妈带菲菲来到医院，医生说菲菲是因为春节期间吃得太多不消化的东西，积食了，这是怎么回事呢？

专家提醒：

　　宝宝的食量会随着年龄的增长越来越大。但是，如果孩子今天吃得多一点，明天吃得少一点，也属正常。当孩子患病时，如感冒，食量就会有所减少；胃部着凉或吃了过多的冷食，也会不爱吃饭；或者因摄入过多食物导致积食；另外激烈运动过后出现暂时性的食欲下降等，这些都是造成孩子短时间内食欲不佳的原因，如果能及时得到解决，自然就会好转。

误区四：强迫与引诱能帮助孩子吃饱饭。

　　玲玲从小是奶奶带的，4岁以后接回了父母身边。玲玲的父母都是上班族，每天早上都匆匆忙忙，有时候玲玲不想吃早饭，妈妈就会连哄带骗地把食物塞到玲玲嘴里，实在不肯吃的时候，爸爸还会采取恐吓的办法，反正只要看着玲玲最后把饭都咽下去了，父母就觉得放心了。可是时间长了，玲玲越来越不爱吃饭，还变得面黄肌瘦，玲玲父母很苦恼，这孩子怎么这么难带啊！

　　当孩子不吃饭或不愿吃某种食物时，家长采取强迫手段，用"填鸭"的方式，把食物强行塞进孩子嘴里。这种强迫的办法有可能助长孩子逆反心理的形成与发展。还有一些家长经常用买玩具、买零食等的方法诱导孩子吃饭却不兑现，久而久之会使孩子对家长丧失信任。

专家提醒：

　　其实，强迫与诱导的方法逼迫孩子吃饭，不如采取鼓励的办法。适当的表扬和鼓励，会使孩子有个好心情，能增加孩子的唾液腺分泌，对增强食欲大有好处。另外在孩子患病初愈后，不要过度为孩子补充营养，过度增加食物量，以免加重孩子的胃肠负担，引起孩子对食物的厌恶心理。

14 厌食症会给孩子带来哪些危害

小儿厌食症的危害最主要表现在儿童体重减轻或消瘦，皮下脂肪组建消失，生长发育缓慢，体重在正常同龄儿中位数间 1 ～ 3 个标准差以下，并累及体内各器官组织使其停止生长发育。

厌食症的孩子不能从饮食中获得足够的能量和营养，尤其是蛋白质摄入不足，从而引起消瘦、生长发育迟缓、体重和身高都低于同年龄人，同时还可伴有维生素和矿物质的缺乏而引起贫血、佝偻病、干眼症、营养不良等。

长期厌食症引起严重营养不良，会造成孩子体力下降，抗病能力减弱，容易患伤风感冒、呼吸道疾病及消化道疾病，这些疾病又会加重营养不良，形成恶性循环。能量与蛋白质长期供应不足，不仅能引起孩子低体重，还可影响身高的增长，导致各脏器生长发育迟滞。临床还可见孩子皮肤粗糙干裂、柔毛出现，由于体内缺乏脂肪，体温下降，容易怕冷，出现心跳缓慢、身体衰弱、脱水、脸色苍白、精神无法集中。更严重的还会出现焦虑、忧郁，心脏功能变差，甚至还会晕倒、心脏衰竭、死亡。

15 小儿假性厌食有什么表现

茜茜的妈妈说除了饭和菜，茜茜好像其他的都喜欢吃，一到吃饭的时候就开始皱眉头，而一有了薯片、巧克力、奶油蛋糕等小零食，立马就开心了，可以吃个不停，薯片自己能吃一大包。可现在这段时间，茜茜的脸色越来越黄，小肚子还经常胀鼓鼓的，更加不爱吃饭了，零食好像也没以前喜欢吃了，妈妈很着急，茜茜这现在的表现是厌食吗？

分清孩子真假厌食很重要。家长不要低估了孩子的聪明程度，孩子如果对日常的饭菜不感兴趣，为达目的，他就会变着花样哭闹要挟父母满足他的无理需求。如果给些爱吃的糖果、蛋糕以及各种肉食，孩子就能吃得津津有味，把小肚子塞得满满的，可每到吃饭的时候就拒食，这就是假性厌食的表现。这种情况不需要治疗，只要予以纠正，就可以了。

16 小儿真性厌食有什么表现

真性厌食主要是指3～6岁小儿较长期食欲减退或食欲缺乏为主的一种症状，并非一种独立的疾病。

真性厌食是儿童时期很常见的消化功能紊乱疾病。主要表现为呕吐、食欲不振、腹泻、便秘、腹胀、腹痛和便血等。这些通常是其他系统疾病的伴发症状，尤其多见于中枢神经系统疾病或精神障碍及多种感染性疾病。因此必须关注有关病史，密切观察病情变化，及时去医院进行正确的诊断和治疗。

17 何谓神经性厌食

14岁的小洁从小是个让家长省心的好孩子，吃饭从来不用费心。1年前她开始来月经了，现在160cm的身高，有65kg重，最近小洁开始嫌自己胖，嚷着说减肥，饭量比以前小了很多，每顿饭吃得没有以前一半多，有时候吃过饭还会恶心。现在小洁经常觉得头晕心慌，上课注意力不集中，医生说小洁是神经性厌食，小洁妈妈很担心，神经性厌食是怎么一回事？能治好吗？

神经性厌食（anorexia nervosa）指由于精神因素引起的厌食症状。顽固性神经性厌食病人呈极度消瘦，无力，与严重营养不良有类似之处。如体温偏低，怕冷，心率减慢，血压偏低，肢端发绀，年长女孩有闭经，贫血，并有维生素、蛋白质缺乏的特点。内分泌检查可见尿内17–羟类固醇排出低于正常，血浆皮质醇的含量正常或偏高，下丘脑–垂体–肾上腺系统对地塞米松的反应受到抑制。这些变化亦可见于重度营养不良。有人提出此类病人可能有间脑–神经内分泌功能缺陷，是为病理基础。

此外，患了神经性厌食时，血浆生长激素对低血糖反应减弱，而其他营养不良则正常或加强。厌食患儿对左旋多巴的反应亦受损害。这两种反应与边缘系统下丘脑的功能有密切关系。有的研究提出厌食与下丘脑调节食欲的整合中枢功能紊乱有关。

18 什么原因会引起小儿神经性厌食

婷婷从小在乡下的姥姥身边长大，小时候健康活泼，3岁半的时候回到大城市父母身边，紧接着被送到幼儿园。现在婷婷整天闷闷不乐，吃饭也成了一个大问题，每顿饭就吃几口，怎么劝也不管用，有时间逼急了，婷婷就开始哭鼻子。婷婷的妈妈忧心忡忡，以前在姥姥身边的时候不这样啊，现在到底是怎么啦？

造成神经性厌食的原因有以下几个方面：

（1）强烈的精神刺激

孩子受到强烈惊吓之后，会造成精神萎靡，活动受抑制，食欲降低。这种厌食的症状往往持续时间不会太长，当紧张情绪缓解后，食欲也就自然恢复了。

（2）亚急性或慢性精神刺激

当孩子离开亲人或熟悉的环境，会精神紧张，比如刚进入托儿所或进入其他新环境时。这种不适应会造成孩子情绪低落，食欲降低，或饭后呕吐。

（3）不良的教育方法

①家长对孩子要求过高，限制其自由，阻止其与其他孩子玩耍，或限制他去想去的地方，影响其情绪，使食欲降低。②家长过分注意孩子进食，反复诱导或以威胁手段致孩子反感而厌食。

NO.2

为什么我家的孩子会厌食

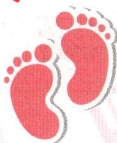

1 孩子为什么会厌食

要回答这个问题，我们需要了解一下食欲是如何形成的。

人有饥饿感而想吃东西与食欲的形成机制有关。当胃里面没有食物，血糖水平降低，组织利用糖减少，人就会感到饥饿，丘脑下部的摄食中枢兴奋，于是开始了摄食活动。当胃里充满食物，血糖水平升高，组织利用糖增多，丘脑下部的饱食中枢兴奋，人就有了饱腹的感觉。我们生存的环境，自然界的气候，以及人的精神、心理、各脏器的疾病都会影响这种神经的变化，从而导致厌食症状的发生。

有很多家长认为孩子正餐吃得太少，便给孩子嘴里塞各种零食，孩子胃里面一直被各种食物充满着，自然不会有饥饿感，也就不肯吃饭了。

2 不良的饮食习惯是造成厌食的根源吗

5岁的乐嘉，因妈妈出差到姥姥家待了一周，姥姥对他百般宠爱，要什么给什么。但是回家后就没有了食欲，只喜欢吃糕点和零食，不愿吃饭，妈妈以为得了病，赶紧带他来附近医院就诊。医生给乐嘉检查后说他是"厌食"，是恣意偏嗜零食造成的。

其实，厌食不是病，它是一种不良的饮食习惯，是由于喂养不科学造成的。厌食多发生在城市的独生子女人群中，原因是优越的物质生活条件和家长的娇惯。如果出现短暂的厌食情况，通过耐心开导，行为表率等心理调节是可以很快纠正的，不会对孩子的健康造成影响。

专家提醒：

有些父母习惯请家里老人帮忙照顾孩子，老人对孩子素来是"隔代亲"，有的老人难免会出现一些对孩子溺爱的行为，这个时候要跟老人对孩子的饮食习惯达成一致意见。避免出现孩子一从老家回来，各种饮食习惯就必须得重新纠正的情况。

3 生活条件越优越，越容易造成厌食心理吗

随着社会经济水平的提高，我们的物质越来越丰富，可供挑选的食物也越来越多。为了满足孩子的要求，许多家长专挑孩子喜爱的食物以满足孩子。在无限制的溺爱下，孩子很容易养成不良的饮食习惯，如挑食，偏食，拒绝不爱吃的食物，久而久之，造成厌食。

不良的饮食习惯是引起小儿厌食的最重要的原因。造成这些的原因有以下几个方面：

（1）胃肠动力减弱

有些家长为给孩子增加营养，经常给孩子吃很多高蛋白、高脂肪的食品。比如轩轩的妈妈认为孩子吃肉才是最营养的，顿顿给孩子吃肉，青菜水果吃得很少，米饭和淀粉类的食品更是少之又少。实际上这超过了孩子胃肠道的消化能力，时间长了，就会导致胃肠道正常的消化功能

紊乱，使孩子对食物没兴趣。

（2）进食不定量，也是导致孩子厌食的一个重要原因

胃肠道的充盈与排空是有一定规律的，有的家长由着孩子的脾气，遇上合口味的就大吃特吃，之后几顿饭，孩子往往没有饥饿感，吃得很少甚至几乎不吃。如果孩子长时间这样饥一顿饱一顿，两餐之间的时间也长短不定，就会打乱胃肠道的工作规律，到了该吃饭的时候，不会产生饥饿感，也不能分泌足够的消化液，对孩子的健康非常不利。

（3）两餐之间吃的零食太多，也是引起厌食的因素之一

有些家长经常因为担心孩子吃饭吃得少，就给孩子准备大量零食，养成了在两餐之间吃太多零食的习惯，到了该吃饭的时候，无论家长准备多么可口的饭菜，孩子也不会有好的食欲。

4 药物可导致小儿厌食吗

8岁的小芳，小时候就患有气管炎，经常服用氨茶碱、抗生素类的药物。妈妈说小芳从小吃的药比吃的饭多，从来没有主动要求吃过饭，哪怕饿个一两顿对饭菜依然没有兴趣，还经常会恶心、嗳气。

很多药物都可以导致孩子出现厌食。几乎所有的抗生素，如红霉素、阿奇霉素、头孢等，长期服用都会对孩子的胃肠道造成伤害。长期反复输液的孩子往往胃口也不会很好。

很多治疗感冒的中成药长期服用也会影响孩子的脾胃。有的家长习惯孩子一有点风吹草动，就给孩子服药，或者孩子感冒发烧时过量地给孩子服用寒凉性质的中成药，致使孩子的脾胃功能受损，胃口也就越来越差了。

药物的毒副作用本身会引起恶心、呕吐、食欲减退等，如经常服用抗生素以及氨茶碱类药物会引起肠道菌群失调，造成腹胀、恶心、呕吐、厌食。一些维生素比如维生素 A、D 中毒也会导致厌食。

5 疾病可以引起厌食吗

临床上可以导致食欲减退甚至厌食的疾病有很多。常见的如：急慢性肝炎，慢性肠炎，各种原因引起的腹泻、慢性便秘等胃肠道疾病，以及结核或其他急慢性感染等全身性疾病，都会累及消化系统，使胃肠平滑肌的张力下降，消化液分泌减少，酶的活力减低，表现出食欲不振的症状。对于长期厌食的孩子，如果通过改变饮食习惯后仍未收到较好的效果，应具体排查找到原发疾病。

6 环境改变也会影响食欲吗

4 岁的兰兰是个特别乖的孩子，但就是胆小，从小就害怕陌生人。半年前兰兰上幼儿园后突然变得不爱吃饭了，幼儿园的老师也说兰兰中午吃饭吃得特别慢，别的小朋友都吃完了，兰兰才吃了几口。现在兰兰在家里吃饭也变得越来越费劲，原来吃饭不用喂的孩子，现在每顿饭能吃一个多小时。奶奶看不下去了，就开始喂饭，兰兰妈妈特别不解，怎么孩子大了，还不如小时候呢！

有的孩子很敏感，微小的环境变化都会使孩子感到茫然不安，失去安全感，情绪低落，进而影响食欲。刚入幼儿园、托儿所的孩子，从家庭到社会，从散居到群集生活，突然进入一处陌生的环境，面对陌生的阿姨和老师会产生抵触情绪。有的孩子生病住院，看到医生护士会觉得恐惧，害怕打针吃药等心理也会影响食欲，造成孩子厌食。

专家提醒：

家长应当从小给孩子灌输积极正确的观念。部分家长在孩子很小的时候，面对孩子哭闹，会用恐吓的方法去制止孩子，比如说"再哭就把你送到幼儿园去"，"再不听话让医生阿姨来给你打针"，这些话语无形中会对孩子造成不利的影响，使以后孩子适应新环境变得更加困难。

7. 微量元素缺乏会导致厌食症吗

妮妮从小就不爱吃饭，这一直是妈妈心里的一个大问题，眼看着妮妮越来越瘦小，妈妈带她到医院检查，医生给妮妮查了微量元素，诊断是缺锌。缺锌跟厌食有关系吗？

对孩子发育至关重要的微量元素有很多，其中锌参与人体酶的合成，参与核酸基因转录复制，尤其锌元素具有稳定膜结构的功能，对人体有非常重要的作用，它还能增强孩子免疫力，促进孩子生长发育以及组织修复、伤口愈合，避免胎儿畸形。锌元素的另一个重要作用是维持人的正常味觉和食欲，这主要是因为人体的味觉素是含有两个锌的多肽，锌缺乏会影响其合成，造成人的口味异常，食欲减退，表现为厌食。

孩子缺锌会表现出胃口不好，吃饭不香，头发枯黄、无光泽、稀疏。有的孩子还会出现异食癖，如咬指甲、啃手指，甚至吃沙子、泥土等。缺锌会使大脑DNA和蛋白质合成障碍，引起智能发育迟缓。严重缺锌可出现生长停滞，体格矮小，性发育延迟。锌缺乏会影响舌味蕾细胞更新和唾液中酶的活性，使味觉敏感度下降，出现食欲不振，厌食，异食癖等，也可出现口腔溃疡、地图舌等，还有可能损害机体免疫功能。

铁是人体内含量最多的一种微量元素。新生婴儿出生时从母体得到 250～350mg 的铁储存在体内。之后由于生长发育迅速，虽然从母乳或牛奶中能摄取一部分铁，但远不能满足生长发育的需要。孩子长到 4 个月时，原本储存在体内的铁已基本消耗完，需要及时添加含铁丰富的辅食，否则就会出现贫血。贫血的孩子表现为食欲减退，少数有异食癖，如喜食泥土、墙皮、煤渣等。也会伴有呕吐、腹泻或口腔炎、舌炎等症状。孩子有时会有烦躁不安等精神症状，年长儿出现精神不集中，记忆力减退。贫血严重时会有心率增快，心脏扩大，免疫力低下并常伴有感染情况发生。如果孩子有类似的症状出现，应当及时带孩子到医院就诊。

专家提醒：

缺铁和缺锌可补充动物肝、动物血、瘦肉、蛋黄和海产品；缺碘可补充海鱼、海带、紫菜等；缺乏维生素 A 可补充含胡萝卜素的食物，如胡萝卜、菠菜、南瓜、芒果、杏、木瓜等。

8 情绪与食欲有什么关系

六年级的甜甜是个家长和老师眼里的乖孩子，从小就不用家长多操心，成绩在班级里一直也是名列前茅。但上六年级以后，作业明显比以前多了，节假日也要去补习班，眼看这快到期末考试了，甜甜变得没胃口吃饭了，每顿就吃几口，含在嘴里半天咽不下去。妈妈很着急，这快考试了，不肯吃饭可怎么办呢？

情绪状态和人体的生理有着紧密的联系。研究者通过实验发现：情绪可直接影响植物性神经系统的功能。比如人在激动、紧张时，会出现心率加快，血压上升，呼吸急促，胃肠道活动受到抑制；人在恐惧时可见呼吸暂时中断，脸色发白，出冷汗；悲伤时则胃肠道蠕动和消化液的分泌都减少、引起食欲减退；而心情愉快时，胃肠道蠕动和消化液分泌都会增强。情绪还会导致内分泌的改变。孩子如果长期处于某种消极的情绪状态如压抑、紧张、悲伤中，体内的正常生理活动就会被打乱，生长发育也会受到一定的影响。另外，孩子的情绪状态还会影响他的各种活动。如果某种活动与愉快的情绪体验联系在一起，孩子就很乐意参加，而且有兴趣，反之就会引起孩子的厌恶和拒绝。除此之外，孩子是否快乐也会影响到他的人际交往方式，快乐的孩子总是喜欢和小朋友一起玩，也比较容易忍让，而心理压抑的孩子则经常独自一人或攻击别人。所以，保持愉快的情绪对孩子健康成长至关重要。

9 不良情绪会降低食欲吗

人体胃肠道功能受神经、内分泌系统协同支配、调节，其所拥有的神经细胞数目仅次于中枢神经，对外界刺激十分敏感。胃肠道是"情绪器官"，人的消化功能会随着情绪波动而发生"情绪化"的反映。

人的肠胃是有"情感"的器官，它们的蠕动尤其是各种消化腺的分泌，都是在神经、内分泌系统支配下进行的。人在愉快的情绪下进餐，消化液会大量地分泌，胃肠道蠕动也加强，使消化活动顺利进行，从而

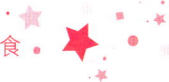

有益于健康。相反，如果在恶劣情绪下进餐，则可能导致消化功能降低，甚至发生紊乱，就会患各种胃病，最常见的有胃与十二指肠溃疡和慢性胃炎等。

有研究表明，不和谐的家庭环境下成长起来的孩子，长期处于负面的情绪刺激下，发生厌食、胃炎、溃疡等疾病的概率明显高于正常孩子。由于人的大脑中食欲饮食控制中枢和情绪控制中枢离得比较近，细胞活动会相互影响，所以人心情不好的时候往往直接表现为没有胃口，不想吃饭，只有极个别情况是表现为食欲旺盛，如果长期处于这种状态，肯定就会对胃造成伤害，引发疾病。

人体唾液腺的分泌受情绪的支配，这是因为人的高级神经中枢活动对胃肠的消化、摄食、饱食中枢的影响作用。心情好有利于促进消化液分泌，心情不好时大脑皮层对外界环境的反应性降低，抑制消化液的分泌，使胃肠蠕动减弱，从而对食物的消化吸收功能也随之降低。这样一来，食物在胃内停留时间延长，人没有了饥饿感就会不思饮食。

10 哪些原因会造成孩子的不良情绪

紧张的学习压力、过度的疲劳、家庭的不和谐、环境的变化等都会给孩子带来不良的情绪，如果不及时排解，就会影响孩子的食欲。比如学龄儿童，会因学习负担重、作业过多，整天处于题海大战、读书背诵、复习考试之中，紧张情绪得不到缓解，或学习上有困难，家长期望过高，不能理解孩子，还不停施加压力，孩子就会显得"心事重重"而不思饮食，这是学龄儿童中最常见的厌食原因之一。幼儿会因为疾病或心理因素造成不良情绪而导致厌食。

专家提醒：

　　快乐的心情是孩子健康成长的关键。家长应帮助孩子积极面对社会的压力和紧张。在热情和充满活力的生活中，心灵也会得到释放。不少家长认为只要给孩子提供丰厚的物质条件，孩子就应该感到快乐。但是孩子毕竟需要尽情玩耍的空间，需要有时间去抓萤火虫，打雪仗，看蜘蛛织网、蚂蚁搬家——这些按照孩子自己的步伐去探索世界的活动，会给他们带来真正的快乐，保持心理和身体的健康。

11 哪些不良的饮食习惯会引起厌食

（1）饮奶过多

　　有的孩子对奶过于依赖，每天饮 500～1000mL 牛奶或喝几瓶酸奶代替食物而很少吃饭。我们知道，1～3 岁的婴幼儿，如果在断母乳前后不及时添加辅食，慢慢过渡到正常饮食，而是以奶断奶，断了母乳换上牛乳，那么咀嚼能力就得不到锻炼，一定程度上会影响他吃饭。同时，喝了过多的牛奶，胃的空间常被占据着，牛奶中又富含蛋白质，足以满足婴幼儿每日所需热量，自然就不会觉得饿，对食物也就没有兴趣了。

（2）摄入零食太多

　　有的家长把零食作为哄孩子的"法宝"，孩子哭了闹了就给点儿糖果吃，甚至把购买各种各样的零食作为体现母爱和父爱的唯一内容。由于零食不断，胃没有足够的排空时间，慢慢造成饥饱不分，胃肠消化酶分泌及蠕动均失去规律，到了吃正餐时也不会产生食欲。

（3）果蔬摄入的量太少

蔬菜、水果中含大量的膳食纤维，摄入体内有利于胃肠的蠕动和排便。如果植物纤维食入太少，会造成胃肠蠕动缓慢，食欲减退，粪便的形成量亦少，粪便在肠道过度停留，水分被过度吸收后粪便特别干燥，导致排便不畅或便秘，影响食欲，久而久之，形成恶性循环。

（4）挑食偏食

挑食和偏食是许多学龄前儿童的不良饮食习惯。有的孩子爱吃水果糖、巧克力、雪糕、冰激凌等含糖量较高的食品，还有不少孩子喜欢吃奶油蛋糕、油炸的鸡腿、猪排、牛排等高蛋白、高脂肪的食物，而不爱吃豆制品、瘦肉和蔬菜。家长为了迎合孩子的胃口，也会随孩子的意愿不做或少做这些饭菜。长此以往，不仅导致孩子食欲减退，也会引起多种营养的缺乏。家长应该根据不同年龄阶段孩子的消化吸收功能和生长发育的需要去合理安排膳食。

（5）不定时定量

定时定量的科学饮食是孩子健康生长发育的基础和保障。 每餐提供的食物数量要按孩子年龄大小、胃口好坏安排适宜，不可一餐过多，一餐太少。定时就餐可形成有益的进食条件反射。进食前要让孩子做好准备，如停止游戏、清洗双手、戴上围嘴等，也可让孩子参加一些力所能及的餐前准备工作，如摆摆筷子等。不要在孩子玩得十分高兴时，突然叫孩子吃饭，要事先告知可以收拾玩具准备就餐。如果没有预先让孩子的兴趣从游戏转为吃饭，孩子的心思仍在玩具上，就会无法专心进餐，胃口会大受影响。如果进餐时间早晚无规律，也会影响食欲。

（6）限制过严

有的家长过度担心孩子会出现消化不良而对某些食品限制过严，经常不许吃这不许吃那。或是因孩子身体稍有不适，或患有某些疾病而盲目忌口，使孩子养成偏食的习惯。偏食一些食物，限制另一些食物摄入，时间久了，会引起某些营养物质缺乏而出现厌食。

（7）成人不良习惯的误导

食物多样化才能满足机体生长发育的需要。但有的家长根据自己的嗜好为孩子选择食物，有些家长自己有不良的饮食习惯，会不自觉地影响了孩子。在家长潜移默化的影响下，孩子就产生了不良的饮食习惯。

12 不当的进餐氛围会引起厌食吗

在实际生活中，我们都有过这样的体验：情绪低落、精神萎靡不振时，人就没有食欲；当情绪高涨、心情愉快时，就会食欲倍增。事实上，许多胃病的发病也是与人的心理、情绪息息相关的。

（1）吃饭时情绪波动太大

大量的实践与研究表明，愉快的进餐气氛能促进人体消化液的分泌，消化液的分泌多，食欲就会大大提高。有不少家长往往平时对孩子非常放任，很少管教，但到吃饭时便想起了教育孩子，大家你一言我一语，没完没了地对孩子进行批评训斥或谈论不愉快的事情。孩子情绪受到很大的影响，食欲也会明显下降。

（2）吃饭时精力不集中

吃饭跟做其他的事情一样，需要精力集中。有的家长在吃饭时为创造"愉快"的气氛，有意逗孩子笑，或是让孩子一边吃饭一边看电视、书报，这同样会使孩子消化液的分泌受到抑制，影响食欲，甚至有可能在笑声中将食物呛入气管。因此，家长要为孩子营造一个合适的进餐环境。

（3）饭前疲劳过度

有些家长认为，孩子在饭前猛玩，肚子饿了就会多吃些。但其实不然，由于过量运动，孩子筋疲力尽，到吃饭时昏昏欲睡，即使勉强把饭菜吃下，也不能很好地消化吸收。因此，家长应注意控制孩子饭前的活动量。

13 家长对孩子厌食症有影响吗

随着经济条件日益提高，孩子和家长很容易被市场上琳琅满目的儿童食品诱惑，养成孩子乱吃零食的习惯。尤其两餐之间随意吃糖果、点心、花生、瓜子等高蛋白、高糖的零食，会使孩子食欲下降。有的家长过分关注孩子进食情况，在孩子进食达不到家长满意时，就会对孩子发脾气。这些不良诱导或威胁恐吓的手段，易使孩子患上厌食症。还有的家长本身就有厌食偏食的习惯，会给孩子留下不良的印象。

14 小儿厌食是否与遗传因素相关

日本研究人员发现，厌食症的发生与遗传因素有一定关联。这项研究是日本新能源与产业技术综合开发机构（nedo）主导的基因分析项目之一，由日本国立国际医疗中心等机构组成的联合研究小组进行。研究人员从320名厌食症患者和340名健康人的血液中提取了DNA（脱氧核糖核酸）样本，每位研究对象的DNA样本被分成约3万个片断。比较分析结果表明，这其中有11个片断与厌食症密切相关。研究人员表示，这是首次关于DNA与厌食的大规模研究，确认厌食症与遗传因素之间的关系。研究小组计划在半年时间内找出导致厌食症的相关基因。日本国立国际医疗中心临床病理研究部长白泽专二说："携带厌食症基因的人并不一定发病，但是发病的危险性更高，可能会因为过度减肥和心理压力而导致厌食症的发生。"

15 感染性疾病与小儿厌食之间有什么关系

感染性疾病主要分为病毒性和细菌性感染两类。病毒性疾病如麻疹、风疹、幼儿急疹、单纯性疱疹、水痘、流行性感冒、病毒性脑炎、脊髓灰质炎、乙型病毒性肝炎、轮状病毒感染等。细菌性感染疾病常见有细菌性痢疾、白喉、化脓性脑膜炎、流行性脑脊髓膜炎、链球菌感染等。

许多急、慢性感染性疾病都会造成儿童出现厌食的表现，以消化道疾病尤为明显。呼吸系统疾病如肺炎、感冒、支气管炎等可引起消化道症状，如腹泻、呕吐、腹胀，影响食欲。消化系统疾病如消化道溃疡、各型肝炎、急慢性肠炎及痢疾等，会造成小儿食欲减退，不思饮食，继而可引起厌食。

16 哪些孩子容易患上厌食症

（1）挑食、偏食、常用零食替代正餐的孩子

这是厌食症最常见的原因之一。这些患儿的家长多对孩子恣意娇惯，孩子平时零食不断，正餐吃得很少，或者挑食、偏食严重，很难从不均衡的膳食中摄取足量的营养，长此以往，形成厌食症。

（2）长期腹泻的孩子

腹泻是世界各地婴幼儿最常见的疾病之一。在我国每年秋季均有一个婴幼儿腹泻的发病高峰，我们称之为"秋季腹泻"，其中50%～60%是由轮状病毒感染引起的病毒性腹泻，6个月到3岁的婴幼儿发病率最高，尤其抵抗力低、体质弱的孩子，还有偏食、厌食的孩子。由于长期腹泻

而大量丢失体内的蛋白质、微量元素、维生素等，造成电解质紊乱与酸碱失衡，出现呕吐，厌食，形成恶性循环。

（3）消化不良的孩子

消化不良是一种由胃动力障碍所引起的疾病，常表现为断断续续的上腹部不适或疼痛、饱胀、烧心（反酸）、嗳气等。消化不良主要分为功能性消化不良和器质性消化不良。功能性消化不良是有上述消化不良症状，但并没有明显的消化器官疾病或系统性疾病，此类消化不良发生率最高，大部分人都有经历。发病原因主要和精神心理因素有关，如情绪波动，精神刺激，睡眠状态不好等。器质性消化不良是经过检查可明确认定是由某器官病变引起的消化不良，如肝病、胆道疾病、胰腺疾病等都可能引起小儿消化不良。这类孩子也比较常见，常因胸闷、腹胀等不适而不愿进食或进食少，夜里不易入睡，睡后常有噩梦。

（4）吸收障碍的孩子

吸收障碍也称消化吸收不良综合征，许多疾病都可以引起。吸收不良病因复杂，通常按发病机理分为两种：一是原发性吸收不良综合征，此系小肠黏膜（吸收细胞）有某种缺陷或异常，影响营养物质经肠黏膜细胞的吸收、转运，使人体难以从食物中获取各类必需的维生素以及微量元素；二是继发性吸收不良，常见于肠瘘、小肠黏膜病变、小肠炎、寄生虫等，这种情况虽然并不常见，但也不容忽视。

专家提醒：

家长对孩子的异常情况要早发现，早治疗，及时消除疾病给孩子消化、吸收带来的影响，避免孩子患上厌食症。

17 偏食对孩子成长有何影响

偏食并非一件小事，长期偏食很容易造成营养失衡。营养摄入比例不当，不仅影响孩子的生长发育，对孩子的心理发展也会造成极大的影响，尤其是对幼儿，这种影响更为明显。

例如，有人曾对患有精神孤独症的幼儿饮食情况进行调查，结果表明，精神孤独症患儿摄取的蔬菜不足，而糖分的摄入却比正常人多得多（一般认为，糖的每日摄取量应控制在20g内）。长期大量偏食白糖，会形成不健康的酸性体质（正常人的体质呈弱碱性，pH值在7.35~7.45）。而酸性体质的人，往往会有如下各种慢性症状：手脚发凉，易感冒，皮肤脆弱，对蚊虫叮咬的抵抗力差，伤口不易愈合，易起肿包，以及经常有疲倦感等。

宁宁今年上三年级，虽然名字叫宁宁，但性格极其好动，上课不听老师讲课，经常表现得十分反感和不安。有时候甚至逃学，溜出学校，到处闯祸。家长为此伤透了脑筋，于是带宁宁来到医院，经过仔细检查，没有发现孩子有身体器官上的异常情况。医生说问题可能在于宁宁爱吃甜食的饮食习惯上。

大量糖类在体内分解产生能量的同时，还会产生丙酮醛和乳酸等废物。正常情况下，这些废物可以分解为二氧化碳和水排出体外。但是当糖分摄入过多时，会导致丙酮醛和乳酸在体内（如大脑中）堆积过多，使人的情绪和行为发生异常，这也是导致宁宁好动闯祸和逃学的重要原因。医学上还有一种"嗜糖性精神烦躁症"，同样是由于长时间嗜食甜食所导致。

18 厌食症对小儿健康有哪些危害

厌食小儿由于喂养不当、挑食偏食等不良饮食习惯、疾病、不合理的作息、缺乏活动或锻炼等原因，不能从饮食中获得足够的能量和营养，尤其是蛋白质，从而影响小儿的正常生长发育，严重时会使孩子生长发育停滞，体重和身高都低于同年龄小儿，体内脏器萎缩，同时还可伴有多种维生素和矿物质的缺乏，导致孩子身体虚弱，表现为反复感冒、发热，或反复咳嗽，体重不增、身高不长。如维生素 A、B 族维生素、维生素 C、铁、锌、钙等的缺乏可引起贫血、佝偻病、干眼症等。

营养不良与疾病会加重厌食，形成恶性循环，使病情日渐加重，严重损害儿童健康。慢性营养不良的儿童能量与蛋白质长期供应不足，不仅引起低体重，还可影响身高的增长，使生长发育迟滞，身材矮小。营养不良的诊断主要是根据临床表现做出初步判断，然后按照下列各种症状的程度确定分度：

轻度：体重比正常均值低 15%～25%。腹部、躯干、大腿内侧脂肪层变薄，肌肉不结实，但张力正常，面色无华，精神状态比正常儿童差，身高正常。

中度：体重比正常均值低 25%～40%。腹部、躯干脂肪层完全消失，四肢和面部轻度消瘦，皮肤苍白、干燥，肌肉松弛，背瘦削，抑郁不安，睡眠差，食欲减退，易患腹泻，身高较正常低。

重度：体重低于正常均值的 40%。皮包骨头，肌肉萎缩，反应性差，体温不升，精神萎靡，烦躁与抑郁交替，身高明显低于正常。

19 季节变化会影响食欲吗

2岁的丁丁入夏以来就不爱吃饭，每天因为吃饭而哭闹，家长心急如焚。

夏季天气炎热，人的胃肠功能减弱，胃液分泌减少，其中含有的消化酶也相应减少，成年人都会因酷热导致不思饮食，神经功能尚未健全的小儿表现得更加明显。此时，有的家长会选择以瓜果、饮料来代替饭菜，但其实这远远不能保障孩子生长发育的需要。家长应当用合理的搭配使食物品种多样化，以刺激和提高孩子的食欲。在膳食安排上要做到色香味俱全，符合小儿不同年龄的特点。但注意忌食生冷、肥腻食物。

秋季气候凉爽，人体所需的能量开始增多，相应的食欲也会增强，此时正是改变厌食的好时机。食欲与消化功能自动调节到最佳水平，有利于补偿夏季损失，所以家长这个时候应强化孩子的营养供给，要注意为孩子的生长加"油"。做到主食与副食、荤与素、粗与细、干与稀的合理搭配，保证孩子正常所需的营养。

专家提醒：

了解季节变化与孩子食欲的影响，家长在面对孩子胃口的变化时，能够做到心中有数，沉着应对，及时抓住时机改变孩子厌食的问题。

20 感冒与厌食症有什么关系

感冒是孩子最常见的疾病，没有哪一个家长没有经历过孩子感冒。感冒虽然常见，但危害不容小视。感冒可以影响孩子的食欲，加重厌食症，尤其对婴幼儿危害很大。孩子患感冒后，因抵抗力下降，其他病原菌很容易侵入呼吸道，如咽部细菌侵入耳咽管进入耳朵，会发生中耳炎；细菌再向下侵入肺部，会并发肺炎；更严重者，细菌进入血液后，可发生菌血症、关节炎、心肌炎或脑膜炎，这些疾病可能危及孩子生命。经常感冒还会并发慢性扁桃体炎，引起肾炎或风湿病，严重损害孩子健康。因此防治小儿感冒很重要。易患感冒的孩子大多数是人工喂养儿，厌食、偏食儿，多胎儿或早产儿，这类孩子的家长应当特别注意，积极防治孩子感冒。

感冒虽小病，后患可不轻！预防感冒，首先要从合理喂养入手，并从小锻炼孩子体质。下列办法简易可行：

(1) 简易按摩预防感冒

家长在孩子"人中"穴（鼻唇沟的上中1/3交点处），用手指横向来回搓摩，每天2～3次，每次20～30遍，大约3～5分钟即可；或用手掌在孩子后枕发迹上方按摩双侧的"风池穴"，每次3～5分钟左右。这些方法可以在孩子睡觉前做，也可收预防感冒效果。

(2) 做好隔离工作，控制传染源

成人感冒时，应尽量少接触孩子，或自戴口罩，以防传染。带孩子到医院、商场等人多的地方时，应给孩子戴好口罩。在感冒流行期间，易感儿应避免去公共场所。

21 小儿厌食多半由溺爱引起吗

如今的生活条件越来越好，家里多数只有一个或两个孩子，过度的溺爱是大多数家长的通病。很多家长对孩子爱吃的一味满足，不爱吃的也顺着孩子，久而久之造成孩子偏食、厌食，导致某些营养物质的缺乏。

还有的家长，比如孩子的爷爷奶奶等祖辈，总是担心孩子吃不饱，硬往孩子口中塞食物、强迫孩子进食。这种强制做法，往往适得其反，容易使孩子对食物产生厌烦情绪。餐餐吃得过饱，孩子自然会毫无食欲，甚至见着食物就感到不舒服。个性强的孩子还会对强迫进食产生强烈的抵触及逆反心理，出现拒食，久而久之产生厌食反应。

所以说，小儿厌食问题的产生，并不是孩子天生就无食欲，不想吃东西，而是与家长们喂养方法不科学、人为地破坏了孩子正常的食欲有密不可分的关系。

22 如何预防厌食症

防治小儿厌食要从婴幼儿时期开始。这一时期孩子虽然幼小，但其心理发育已进入分离和个体化时期，已形成自立感和自动性，到1岁时这种心理行为更趋完善，饮食有了自己的主见。对于小儿的这些心理变化，做家长的要给予正确引导和教育，以使小儿养成科学、合理的饮食行为。

（1）喂养宝宝不要陷入"饮食无度""强迫进食""边吃边玩"等误区。三餐饮食要定时定量，一餐饮食时间控制在半小时以内，两餐之间不要随意给孩子吃水果、点心、瓜子等零食，吃高蛋白、高糖及油炸的食物要适度，少喝含添加剂的各种饮料，以免影响消化液分泌，造成食欲降低。

（2）宝宝的饭菜荤素搭配要合理，菜品应经常更换，注意菜式花样和颜色的搭配，吸引孩子进食的兴趣，同时注意饮食结构要合理。

（3）幼儿时期是饮食习惯形成的关键时期，在饮食习惯、饮食行为形成的过程中，主要是模仿家庭中的成年人的饮食行为和饮食习惯。因此，家长要以身作则，引导宝宝建立良好的饮食习惯，创造愉悦的就餐环境。

（4）恰当地教育和鼓励孩子。尤其当宝宝自己拿起勺子吃饭时，要立刻表扬，及时给予精神上的奖励。

23 寄生虫会导致孩子厌食吗

寄生虫病是危害孩子身体健康的重要疾病之一。环境卫生和个人卫生差是造成发病的重要原因，儿童是寄生虫的易感群体，很容易从多种途径中感染寄生虫。寄生虫病的主要传播途径是经消化道传播，蛲虫还可经口鼻吸入感染。幼儿常见的是蛔虫和蛲虫感染。感染蛔虫时可无症状，或出现厌食、烦躁、易惊，可有吐虫或粪便排虫史。感染蛲虫时，有肛门、会阴瘙痒或轻微的消化道症状，容易在集体机构中流行。

孩子得了寄生虫病后，要给予驱虫治疗为主的综合措施。常用的驱虫药有丙硫咪唑、甲苯咪唑等。感染蛲虫者还可用局部治疗，如蛲虫软膏，使用方法是在每次大便后，清洗肛门及周围皮肤，涂上软膏，睡前再涂一次，有止痒、杀虫作用。驱虫治疗时，饮食清淡为好，应少吃油腻。

预防寄生虫病首先要改进环境卫生。农村地区注意粪便管理，避免幼儿接触。幼儿园及小学要用紫外线室内消毒，家庭可用湿法打扫室内卫生，玩具、餐具清洗后要用 0.5% 碘液消毒。患儿床单、内裤清洗后要煮沸消毒，杀灭虫卵，避免重复感染。

其次要加强宣传个人卫生和健康教育。广泛宣传寄生虫的危害性和防治知识，培养良好的个人卫生习惯，饭前便后要洗手，不吃生冷不洁食物。不随地大小便，勤剪指甲，不吸吮手指，勤换洗衣裤。18个月以上的孩子不应当再穿开裆裤，避免孩子因肛门瘙痒而用手去抓挠，使手上沾染虫卵，如果再和别的小朋友一起玩玩具，就容易造成传染。已有蛲虫感染的孩子，晨起一定注意要用肥皂水洗手或消毒。

专家提醒：

食物在夏天容易腐烂、变质，造成感染寄生虫的机会增多，因此家长需要特别注意养成孩子的饮食卫生习惯。如生吃瓜果，喝冷水、质量差的冷饮，误食变质的食物等都可能导致儿童感染寄生虫病。家长应当教育孩子尽量不吃生食、不饮生水，注意饮食卫生。还要养成饭前洗手、便后洗手等良好的卫生习惯，以避免感染寄生虫。

24 甜食对食欲有影响吗

甜食是大多数孩子喜爱的，比如饼干、蛋糕、巧克力等。但是高糖、高热量的食物虽好吃，却不能补充必需的蛋白质，还会严重影响孩子的食欲，使孩子抵抗力降低，反复感冒，同时还会给孩子带来精神方面的隐患。此外，食欲不振的孩子中，大多数喜欢喝各种饮料，如果汁、糖水、蜂蜜水等。这样导致大量的糖分摄入体内，使糖在体内的浓度升高，血糖达到一定的水平，会兴奋饱食中枢，抑制摄食中枢。因此，这些孩子很难有饥饿感，也就没有进食的欲望了。

此外，多吃冷饮同样会造成孩子缺乏饥饿感。这有两个原因：第一是冷饮中含糖量颇高，孩子甜食过量，导致食欲不振；第二是孩子的胃肠道功能还比较薄弱，冷饮会刺激胃肠道黏膜造成胃肠道功能紊乱，孩子食欲自然就下降了。

25 心理因素对食欲的影响大吗

儿童对生活环境、人际关系的变化不能很快适应，造成情绪不稳定，继而影响食欲。

（1）突发的精神刺激

如小儿受到强烈惊吓之后，精神萎靡，导致胃肠活动和消化腺体的分泌受到抑制，从而引起食欲降低和消化不良等。这种厌食，往往持续时间不会太长，恐吓心理消失后食欲也就会逐渐恢复。

（2）亚急性或慢性精神刺激

离开亲人及熟悉的环境，进入托儿所或其他新环境时，孩子会在最初一段时间内表现出对新环境的不适应，情绪低落，食欲降低。家庭出现不幸事件或父母离异等情况，以及不和谐的家庭环境，都有可能会给儿童带来不同的心理变化，影响孩子的食欲。

专家提醒：

愉快的心理和良好的就餐情绪有助于提高人的食欲。因此，家长要为孩子创造良好的家庭环境、科学合理的饮食结构，才有利于孩子的健康生长。如果经常让孩子处于不良的环境与情绪中，就会造成厌食症的发生。

26 现代医学对厌食症如何认识

厌食症多见于城市儿童，以 1 ～ 6 岁儿童为主。厌食病程一般在 1 个月以上，体重比正常体重低 8% 以上。实验室检查，多数病儿尿 D- 木糖排泄率低于正常；唾液淀粉酶负荷实验低下；末梢血液及头发微量元素含量大多低于正常标准，特别是锌、铜多数偏低。医学界认为精神因素，如强烈惊吓、过度兴奋、生活环境的改变，都可以引起情绪变化，使中枢的兴奋性降低，甚至由兴奋转为抑制，引起食欲减退或拒食。

27 中医对厌食的病因病机如何认识

中医学认为，厌食的病位在脾胃。脾胃互为表里，脾主运化，胃主受纳，脾胃调和，则知饥欲食，食而能化。小儿生机蓬勃，发育迅速，但脏腑娇嫩，脾常不足，胃小且弱，饮食不知自节，或由于家长喂养不当，造成孩子长期挑食，贪吃零食，饥饱无度，或过食肥甘，滋补之品，均可损伤脾胃的正常纳化功能，导致"脾不和则食不化，胃不和则不思食，脾胃不和则不思而且不化"，从而产生厌食。也可因为多病久病或病后失于调理，损伤脾胃，纳运失健而致厌食；先天不足的小儿五脏皆虚，脾胃尤弱，失于调护更易导致厌食。此外，情绪不调，所欲不遂，肝气横逆犯脾或思虑伤脾均可导致厌食。

根据临床统计分析，饮食不节，喂养不当所致的厌食占 50% 左右，因病而导致的厌食占 27% 左右，因后天失调、环境变化、精神因素所致者占 23% 左右。

小儿厌食症

NO.3

我家孩子是厌食症吗

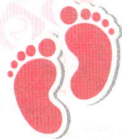

1 厌食症的诊断标准是什么

（1）厌食时间

6 个月以上（含 6 个月）。

（2）进食量

蛋白质、热能的摄入量仅为应供给标准的 70% ～ 75%；矿物质及维生素的摄入量不足应供给标准的 5%；3 岁以下宝宝每天谷类食物摄取量不足 50g。

（3）生长发育

身高、体重均低于同年龄人正常平均水平（遗传因素除外）；厌食期间身高、体重未增加。

（4）味觉敏锐度降低

舌菌状乳头肥大或萎缩。

2 小儿厌食症的临床症状有哪些

雯雯从小就是个不用家长操心的好孩子，2 岁就自己吃饭，3 岁自己穿衣服，父母一直觉得特别省心。可最近一段时间，乖巧的雯雯突然变得不爱吃饭了，家长觉得非常忧心。不少家长都有过孩子不爱吃饭的经历，那么究竟该怎么判断自己家孩子是不是得了厌食症呢？

厌食症以长时间不思乳食为主要特征，或拒食，恶心，呕吐痰涎。临床常见脘腹胀满，口中有酸味，大便稀、酸臭，面无光泽而苍白或苍黄；肌肉消瘦，精神疲惫，全身乏力伴形体消瘦，反应迟钝。除外其他外感及慢性疾病。

3 小儿厌食症应与哪些疾病相鉴别

小儿厌食症是儿科常见病症。近年来，发病率有日益增长的趋势。治疗前，需要对本病做详细鉴别诊断。

（1）与厌食鉴别

厌食是以不思饮食为主，但身体状况尚好，无腹部胀满、呕吐腹泻等症。厌食小儿常见面色少华，形体偏瘦，但精神尚好，活动如常。

（2）与疳病鉴别

可由厌食或积滞发展而成，可有食欲不振，亦有食欲亢进或嗜食异物者。以面黄肌瘦、毛发稀疏、肚腹膨胀、青筋暴露，或腹凹如舟等为特征。疳病一般病程较长，影响生长发育，且易并发其他疾患。

（3）与畏食鉴别

厌食还要与畏食区别开来，这两者都有食量减少，但畏食者的食欲正常，由于各种各样的原因，譬如口咽溃疡、牙痛、吞咽困难或腹痛等原因，进食时觉不适，畏惧和拒绝进食而致食量减少。这些患者在消除了上述病因后，食量便可恢复正常。

（4）与暴食厌食症鉴别

暴食厌食症是一种对身体健康危害极大的饮食功能失调性疾病。此症的患者仅仅接受药物治疗是不够的，还要接受心理治疗。循环性的自发拒食以及暴饮—呕吐（猛进猛出）会产生严重的生理影响。而厌食症是几乎不愿吃任何东西，无呕吐；暴食症的特点是会吃大量的东西，同时又有催吐、清泻的情形，也会很焦虑，容易有亲子冲突。

（5）与疰夏鉴别

"疰夏"中医又称为"苦夏"，是炎热夏季的一种常见病，长期体虚的孩子感受暑热之气所致。夏季热暑下迫，地湿上蒸，体内湿热过重，脾胃、心肺一时无法适应。"疰夏"虽也以食欲不振为主症，同时可见全身倦怠，大便不调，或有身热，大便溏薄，舌苔厚腻等。但本病发病有严格的季节性，有"春夏剧，秋冬愈"的临床特点，秋凉后自行转愈。

4 诊断小儿厌食症应该做哪些检查

乐乐是小学三年级的学生了，可是长得又瘦又小，每年在学校不管是排座位还是排队，他总是站在第一排，看着别的孩子一个个都长得又高又壮，自己总是又矮又小，他很是苦恼。爸爸怀疑孩子得了厌食症，决定带孩子去做一些检查，可是该做什么检查呢？

厌食症应做以下检查：

（1）胃电图、超声检查，观察患儿的胃动力学指标变化情况。

（2）微量元素检查，查明身体中缺少哪种微量元素。

（3）血清电解质、血糖、血浆渗透压等化验，这些指标可以反映机体内环境是否平衡。

（4）血清心肌酶谱、肝肾功能及生化等监测，观察全身各脏器功能损伤程度。

（5）还可以通过纤维胃镜检查以及粪便隐血化验除外消化道器质性病变。

这些检查都可以帮助发现是否患了厌食症。

5 小儿厌食症的并发症有哪些

　　小洁从小不爱吃饭，饭量比一般同龄孩子要明显偏少，个子也偏瘦小，家长开始一直不以为意，认为小女孩瘦一点也好，可小洁患过一次肺炎以后，胃口变得越来越差，不肯吃饭，最重要的是现在感冒变得越发频繁，1个月要跑两三趟医院，而且每次都发高烧、扁桃体化脓感染，必须要输液才能好。家长开始觉得不得不重视小洁的身体状况了。

　　其实，厌食症的可怕之处在于它带来的一系列并发症。儿童处于快速生长发育阶段，相对比成人需要更多的各种营养供给。厌食症的孩子由于各种营养供给不足或者不平衡，不但会影响正常生长发育，造成正常的免疫功能失调，严重者还可导致体内脏器萎缩，生长发育停滞，造成营养不良性消瘦或恶性营养不良疾病的发生。当严重的蛋白质、热能不足时，可出现细胞免疫功能紊乱和血清抗体减少，因而容易发生各种细菌、病毒和真菌等感染，且感染往往持续，迁延不愈，甚至危及生命。

专家提醒：

　　厌食导致长期营养不良，发育迟缓，免疫功能低下，易反复感染，造成孩子的认知能力、反应能力、记忆力下降，脑功能减低；智能滞后，甚至会出现精神抑郁，更加重厌食症状，形成恶性循环。

6 生活中如何早期发现孩子有厌食倾向

我们都知道，小火苗是很容易熄灭的，但当它燃烧成熊熊大火时，想要扑灭就没有那么容易了。同样，在孩子发病的最初阶段，疾病还是小火苗的时候，及时识别孩子的问题，抓住疾病的最佳时机去解决，就能收到事半功倍的效果。反之，若错失了解决疾病的最好时机，等到孩子已经病到一定程度了，治疗时往往难度加大，这对孩子、家长的身体和精神来说都是一种折磨。

因此，早期发现孩子进食情况异常，及时纠正，可以杜绝小儿厌食症的发生。生活中家长应经常注意观察孩子的进食情况，如果发现以下情况，就应该引起重视并及时纠正：①孩子不是因疾病而引起的食欲减退；②长期过于偏食某种食物；③喜欢以吃零食为主；④经常拒绝进食。

7 厌食症如何进行家庭自测

假如孩子满足以下情况，家长可考虑到医院为孩子进一步检查是否患了厌食症：

（1）年龄 14 岁以下的儿童。

（2）食欲明显减退，进食量比过去明显减少。

（3）不思饮食，甚至拒食。

（4）除外遗传因素，小儿的身高、体重均低于同龄正常儿平均水平。厌食期间注意观察孩子身高、体重的变化，有无明显增长。

厌食症要与普通的食欲不振区别开来。如果是轻度的食欲不振，可能是因为零食过多或者天气、心情不好等原因所致；当除外其他潜在疾病以后，厌食情况依然比较严重，就有可能是厌食症。

你家孩子是厌食吗？花1分钟的时间做做下面的小测试就能马上了解孩子的食欲情况，下面让我们开始吧！

（1）您的孩子是否以下某几类食物吃得较少？

　　　　□肉　□鱼　□水果　□蔬菜　□蛋　□奶　□主食

（2）您的孩子在吃饭时是否有以下行为？

　　　　□挑食，不吃这个，不吃那个

　　　　□吃得少，常常剩饭

　　　　□吃得慢，喜欢边吃边玩

　　　　□吃饭不定时，吃饭的时候不好好吃，过了饭点又喊饿

（3）您的孩子是否有以下问题或症状？

　　　　□比大多数小朋友瘦

　　　　□比大多数小朋友矮

　　　　□没有其他小朋友那样精力充沛

（4）如果孩子出现以下症状，有可能就是偏食引起的，请咨询儿科医生。

　　　　□经常感冒发烧　□经常生口疮　□口唇干裂

　　　　□眼睛干涩不适，频繁地眨眼

　　　　□爱哭闹，情绪暴躁，注意力不集中

　　　　□睡觉时特别爱出汗

　　　　□脸色不好，皮肤苍白不红润

答案"是"者，请在□内画√，每画一个√为1分。

1～2分：黄色警报

你家的孩子仅有轻微的厌食现象，对身体健康的威胁较小。你可为孩子有针对性地补充所缺乏的营养以保证他的健康成长。

3～8分：橙色警报

你家的孩子厌食问题可能比较严重，会引起营养摄入不均衡，不充

足。建议及时为孩子提供有针对性的营养，同时努力纠正孩子的偏食行为，双管齐下。

8分以上：红色警报

孩子的厌食问题可能已经非常严重。建议尽早请专科医生对孩子进行全面评估，并及时给予相应地治疗。

8 怎样来判断小儿体重、身高是否符合标准

测量小儿身高、体重有一个标准公式，家长可经常在家中定期为孩子进行测量。

（1）身高（长）

身高是指从孩子头顶至足底的垂直长度。一般3岁以下小儿立位测量不准确，应仰卧位以量床测量，称身长。一般立位与仰卧位测量值相差1～2cm。测量身高时，应脱去鞋袜，摘帽，取立正姿势，枕、背、臀及足跟均紧贴测量尺。孩子出生时身长约50cm，第一年身长增长最快，约25cm，其中前三个月约增长12cm，1岁时应达75cm。第二年身长增长速度减慢，约为10cm，2岁时应达85cm。2周岁至青春期身高增长平稳，每年约7cm。进入青春期，身高增长出现第二个高峰，其增长速率约为学龄期的2倍，持续2～3年。关于2～12岁小儿可用测量公式来计算：

$$身高（cm）= 年龄 \times 7 + 70$$

（2）体重

体重是小儿机体量的总和。测量体重，应在清晨空腹、排空大小便、仅穿单衣的状况下进行。孩子的体重增长并非是匀速的，在青春期之前，年龄越小，增长速度越快。正常小儿出生时体重约3kg，1周岁以后平均每年增加的体重约2kg。可用下面的公式推算小儿的体重：

1～6个月　　体重（kg）= 出生体重 + 月龄 × 0.7

7～12个月　　　体重（kg）= 6+ 月龄 ×0.25

1～12岁　　　　体重（kg）= 年龄 ×2+8

专家提醒：

身高（长）增长与种族、遗传、内分泌、营养、运动、疾病等因素有关，身高的显著异常是疾病的表现，如若身高低于正常值的70%，应考虑侏儒症、克汀病、营养不良等。体重测定可以反映小儿体格生长状况、衡量小儿营养状况，并作为临床用药量的主要依据。体重增长过快常见于肥胖症，体重明显低下者常见于疳症。但需要注意，儿童的生长发育在一定范围内受遗传、性别、环境、养育等因素的影响，存在相当大的个体差异，所谓正常值仅可作为参考而不是绝对的。

9 小儿厌食症的常见体质有哪几种

厌食症是一种长期食欲不振、厌恶进食的脾胃病症，食量明显小于正常同龄儿童，是小儿常见的病症之一。多有喂养不当、病后失调、先天不足或情志失调史。以1～6岁儿童为多见。中医认为脾主运化、胃主受纳，脾胃调和，则口能知五谷饮食之味。脾胃功能失调则影响水谷的受纳和运化，造成胃受纳失常而厌食。临床上常见的厌食症有三种类型。

（1）脸色暗淡、身体瘦弱型

孩子脸色晦暗，无光泽，形体偏瘦，肢体倦怠乏力，舌质淡，苔薄白，不爱吃东西或食而无味，强迫多食后会有恶心、呕吐、脘腹作胀的情形，大便有时偏稀、夹不消化食物。该类型的治法多以调脾助运为目标。可使用麦芽、神曲、山楂、砂仁等中药开胃健脾，再配合枳实、陈皮等理气健脾。若有胀气的症状可加莱菔子、木香、香附、厚朴消除胀气；苔腻便稀者，可加苍术、薏苡仁燥湿运脾；汗多易感者，加炙黄芪、防风益气固表。

（2）口干多饮、皮肤干燥型

这类孩子通常口干、喝水多，但不爱吃饭，饭量较小，舌多见光红，舌质偏红少津，苔少或花剥，皮肤干燥、缺乏润泽，容易烦躁，睡眠较差，大便多干结，小便短黄。治法以养胃育阴为目标，可用白芍、乌梅、沙参、玉竹、天花粉、山药等，取酸甘化阴之法，清而不滋，养胃生津。大便干结者，加火麻仁、郁李仁、瓜蒌子润肠通便；夜寐不宁、手足心热者，加牡丹皮、莲子心、酸枣仁清热宁心安神；食少不化者，加炒谷芽、焦神曲生发胃气；兼脾气虚弱者，加山药、太子参补益气阴。

（3）精神差、易腹泻型

这类孩子通常精神较差，面色萎黄，形体瘦弱，除厌食、拒食外，若进食稍多或进较难消化食物，则大便不调，夹有残渣，或大便不成形，容易出汗，舌质淡，舌苔薄白或薄腻。治疗上常以健脾益气为目标，常以参苓白术散来加减。脘腹胀满者，加木香、莱菔子理气宽中；暑湿困阻者，加荷叶、扁豆花消暑化湿；大便偏干者，加枳实、莱菔子导滞通便；大便偏稀者，加山药、薏苡仁健脾祛湿。

10 怎样区分小儿厌食症与维生素D中毒

维生素D中毒主要是由于在防治小儿佝偻病中的错误诊断和过度使用维生素D造成，是医源性疾病。维生素D与小儿厌食都有厌食的临床症状，在临床上必须区别对待。

维生素D中毒典型症状如下：

（1）有长期服用维生素D药物史。

（2）早期症状可出现食欲减退，甚至厌食、烦躁、哭闹、精神不振，多有低热。也可有多汗、恶心、呕吐、腹泻或便秘，逐渐出现烦渴、尿频、夜尿多，偶有脱水和酸中毒。

（3）也有头痛，血压可升高或下降，心脏可闻及收缩期杂音，心电图 ST 段可升高，或有轻度贫血，严重病例可出现精神抑郁，肌张力低下，运动失调，甚至昏迷惊厥，肾功能衰竭等。

（4）实验室检查尿比重低而固定，尿蛋白阳性，细胞增多，也可有管型。长期慢性中毒可致骨骼、肾、血管、皮肤出现相应的钙化，影响体格和智力发育，严重者可因肾功能衰竭而死亡。

（5）也可靠 X 线证实。

专家提醒：

不要随意给孩子过量补充维生素 D，一定要遵从医嘱。家长如果怀疑孩子出现维生素 D 中毒情况，应该及时带孩子到医院就诊以明确。当确诊维生素 D 中毒，及时纠正可很快改善厌食症状。措施：①立即停用维生素 D 及钙剂，避免阳光照射，给低钙饮食。②控制感染，纠正脱水、酸中毒。

11 儿童缺锌会导致厌食吗

缺锌的儿童会引起味觉改变从而导致厌食。临床中发现，缺锌的孩子常常胃口不好，吃饭不香，头发稀疏，色黄无光泽，有的喜欢咬指甲、啃手指，甚至喜欢吃泥土、沙子等，这种现象叫作异食癖。通过对该类患儿进行微量元素检查，发现头发中锌含量低于正常的孩子，其味觉即对酸甜苦辣等味道的敏感度也比健康儿童差，而味觉敏感度的下降自然会造成食欲减退。

另外，缺锌的儿童长不高，出现生长停滞，第二性征及生殖系统发育推迟，还可出现智力差，学习成绩不好，抵抗力也差，容易得病，伤口不易愈合，或有皮肤损害等。

12 幼儿为什么容易缺锌

锌元素的需要量随年龄及生理和病理情况不同而各异。婴幼儿正处于旺盛的生长发育阶段，需要蛋白质和微量元素来满足组织细胞新陈代谢和生长的需要。因此，需要从更多种类的食物中汲取营养物质。据调查，我国大部分城市儿童的锌每日摄入量为 $3 \sim 6mg$，远远不能满足学龄儿童生理发育的需要。

目前由于绝大多数家庭只有 $1 \sim 2$ 个小孩，普遍存在着家长对子女的溺爱及对子女不良饮食习惯的娇纵。还有不少家长自身就有挑食、偏食的习惯，孩子喜欢模仿家庭中的成年人的饮食行为和饮食习惯，自然很容易养成同样不良的习惯。幼儿偏食、挑食现象普遍存在，但其生长发育较快，容易导致营养物质相对不足，缺锌现象尤为明显。

专家提醒：

预防孩子锌缺乏对保障孩子健康成长很重要。日常食物中都含有一定量的锌，只要注意荤素合理搭配，坚持科学喂养，饮食合理，营养均衡，保证摄入足够的动物性食物，一般情况下孩子体内不会缺锌。同时家长要以身作则，教育和引导孩子形成良好的饮食习惯。

13 锌元素的重要性表现在哪儿

锌是维持人体生命活动必需的微量元素之一。人体内蛋白酶、脱氢酶等几十种酶的合成都离不开它。锌在体内能影响核酸和维生素 A 的代谢；与机体的生长发育、免疫防御、伤口愈合等功能有关。锌还与大脑发育和智力有关。美国某大学经过一项调查研究发现，聪明、学习优秀的青少年，体内含锌量普遍比愚钝者高。锌还有促进淋巴细胞增殖和提高活动能力的作用，能够维持上皮和黏膜组织正常、防御细菌和病毒侵入、促进伤口愈合。严重缺锌时，可出现生长停滞和性腺机能减退。伊朗一项研究证实，对于存在生长停滞和性成熟迟缓的学龄儿童，将食物强化锌后，一段时间后发育可渐趋于正常。

含锌量高的食物很多，如瘦肉、肝、蛋、奶及奶制品、海带、虾米、海鱼、莲子、花生、芝麻、核桃、荔枝、栗子、瓜子、杏仁、芹菜、柿子和红小豆等。总的来说，锌在动物类食品中含量较高，在植物类食品中含量较低。另外，如长期单纯摄入植物类食品会影响对锌的吸收。这是因为植物中的粗纤维、植酸、草酸等物质会干扰人体对锌的吸收与利用。所以，孩子的饮食一定要注意营养均衡，合理搭配。

14 缺锌为什么对食欲有影响

如果人体锌元素缺乏，就会发生疾病或引起生长发育障碍。锌对食欲的影响，主要体现在以下几个方面：

（1）锌是唾液中的味觉素的组成成分之一，当孩子缺锌时，自然会影响味觉和食欲。

（2）缺锌会影响味蕾的功能，使味觉功能减退。

（3）缺锌会影响黏膜增生和角化功能，大量脱落的上皮细胞堵塞了味蕾小孔，食物难以接触到味蕾，味觉变得不敏感。

专家提醒：

古人说："为人父母者，不知医为不慈；为人子女者，不知医为不孝。"诚然，父母是孩子最好的保健医生，如果家长不懂保健知识，在孩子发病的最初阶段，家长不懂医学知识，就会错失解决疾病的最佳时机。家长平时可经常观察孩子舌象的变化。人的舌面上有一颗颗小小的突起，即舌乳头，与正常孩子的舌乳头相比，前者多呈扁平状，或呈萎缩状态。也有的缺锌孩子明显口腔黏膜剥脱形成地图舌。在辅以锌剂治疗以后，绝大多数孩子食欲有改善或明显改善，原有地图舌的也多数可以恢复正常。

15 幼儿为什么会缺铁

缺铁性贫血是小儿时期常见的营养缺乏疾病之一，尤其是2岁以下的婴幼儿多见，贫血的原因与生长速度过快、喂养不当、铁摄入不足，以及消化道慢性失血、不良饮食习惯等因素有关。长期缺铁除可引起贫血外，还对小儿生长发育及机体各组织器官的功能均有一定影响，在婴儿期可表现为面色苍白，神情淡漠，反应差或烦躁不安，抵抗力下降。

较大儿童还可见行为异常，智商低下，注意力不集中，多动，理解和记忆力减退，厌食，异食癖，心悸等症状。

16 幼儿缺铁的饮食疗法有哪些

缺铁性贫血的饮食疗法主要是在平衡膳食的基础上，根据不同年龄、不同生理状况来调整蛋白质、铁、维生素C、维生素B$_2$、叶酸等与造血有关的营养物质，并配合药物治疗达到纠正贫血的目的。在饮食治疗方面要注意以下几点：

（1）给孩子提供含铁丰富的食物和足够的蛋白质。食物中铁的存在形式有两大类，即血红素铁和非血红素铁，血红素铁存在于动物性食品中，如动物肝、动物血、肉类、禽类、鱼类等，血红素铁在体内吸收好，生物利用率高，不易受膳食中其他成分的影响，其吸收率为20%～22%。非血红素铁存在于植物中，如蔬菜类、粮谷类等，其吸收受植酸、草酸、磷酸、碳酸以及植物纤维等因素的影响，吸收率很低，一般都在10%以下，如菠菜的吸收率仅为1.3%，以往认为菠菜是补铁佳品的观念是不科学的。因此，补铁应首先考虑选择富含血红素铁的肝脏、血和肉类。

（2）增加维生素C的摄入。维生素C是一种强还原剂，能使食物中的高铁还原为亚铁，促进植物性食物中非血红素铁的吸收，故在进餐时同时食用含维生素C丰富的水果或果汁，可使铁的吸收率提高数倍。如无条件的，也可服用维生素C片剂50～100mg。

（3）动植物性食物混合摄取。因为各种食物之间对铁的吸收有一个相互作用，特别是肉类食品可促使植物性食品中非血红素铁的吸收。另外，不要将补铁食品集中在一顿食用，可将其分配于三餐与其他食物混合食用，这样可提高铁的吸收率。

（4）不要在进餐时或餐后立刻服用抗生素及各种制酸剂，或碳酸钙之类的补钙剂，因为这些药品可影响食物中铁的吸收。另外，咖啡和茶叶中的鞣酸也会影响食物中铁的吸收，因此不要让小儿服用这些饮料。

（5）在安排食疗时，可考虑选用有补血功效的食物，如赤豆、红枣、桂圆、枸杞、芝麻、百合、黑木耳等。

NO.4

如何治疗小儿厌食

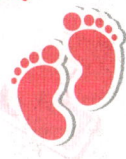

1 治疗小儿厌食的注意事项有哪些

（1）合理喂养，养成良好的饮食习惯，从小抓起

婴儿出生半小时即可进行哺乳，每次可持续半小时，即使没有乳汁也应哺乳。4个月以内的婴儿最好采用纯母乳喂养。因为相关的研究表明，纯母乳喂养的小儿很少有厌食的情况发生。对于因为条件限制无法母乳喂养的孩子，牛奶喂养需要避免以下几个错误：奶汁过浓、糖分过多、喂养过量。4个月以后需要按顺序合理添加辅食，遵循平衡膳食的原则，按孩子的月龄添加适当的食物，不要操之过急，给孩子制定一个合理的辅食添加计划。

1岁之前的婴儿主要营养来源还是奶类，而辅食只是营养的额外补充。用辅食填补奶量，这是一种错误的喂养方式。4～6个月是婴儿尝试吃辅食的阶段，最早开始添加的米粉是按茶匙来计算，每天1～2茶匙就可以了。6～8个月是婴儿学习吃辅食的阶段，此时婴儿要学会咀嚼和吞咽食物。对于8个月以上的婴儿，可以将辅食安排成一顿正餐，但是，辅食的量不宜过大，更不能完全用辅食代替奶类。每天辅食和奶类的供给要定时定量，辅食并非吃得越多越好，辅食摄入太多会影响婴儿胃口，导致厌食、厌奶。所以，添加辅食应以不影响吃奶量为宜。

在均衡营养价值的同时，食物烹调应多变化，注意食物色彩和口味的搭配，引导孩子对食物的兴趣。小儿应少食肥甘，不乱加额外的"营养食品"，不要大量使用补药和补品去补充孩子的营养。现在市场上儿童食品供应增多，很多独生子女娇生惯养，家长缺乏科学喂养知识，给孩子乱吃零食，过食寒凉肥腻的食物，盲目给孩子喂一些高蛋白、高甜度食品，孩子饥饱无度，造成脾胃损伤，从而导致厌食。

（2）培养良好的饮食卫生习惯

定时、按顿进食，早餐要吃好，饭前不吃零食（包括饮料），饭后可以吃一些水果，多吃天然的食物。家长要注意经常变换饮食的品种，均衡饮食。现在大部分家庭都是双职工家庭，家长因为工作忙碌，为孩子准备晚餐的时间不能保证，许多孩子的三餐无法定时，有的家长干脆买个汉堡类的快餐敷衍了事，这些食物往往纤维素、维生素含量不足，而脂肪、胆固醇含量偏高。营养专家呼吁："一天五两菜，身体一定爱；每日吃半斤，健康就放心！"家长们一定注意给孩子提供均衡的膳食，使孩子从小养成吃蔬菜水果的好习惯。

同时要注意荤素搭配，动物性食物含锌较多，须在膳食中保持一定的比例。油炸、过甜、过咸的要少吃。鼓励孩子多喝白开水，少喝含糖饮料，养成良好的饮水习惯。碳酸饮料、果汁等现已成为许多城市孩子的必备，有的孩子一天也离不开饮料，一方面是喜欢那种酸酸甜甜的口感，另一方面是被一些广告宣传促销中附送的小玩具、小卡片所吸引。饭前喝过多的饮料，就不会好好吃饭，影响孩子的生长发育。

（3）保持轻松愉快的进食情绪

家长要创造良好的吃饭气氛，使孩子在愉快的心情下进食。有的孩子在进餐前玩耍过度，活动量过大，吃饭时心神未定，自然没有食欲。有的家长在孩子进餐时训斥和数落孩子，使孩子精神紧张，影响食欲。家长应该注意在进餐时不要威胁恐吓孩子进食，也不要乞求孩子进食。此外还要注意不能让孩子养成边吃边玩的习惯，孩子玩耍时往往在不经意间摄入过多食物，甚至有可能被呛到、噎到，所以吃饭时要停止玩耍。拒绝进食后也不要再用零食补充，待下餐饿了自然会吃。当孩子不愿吃某种食物时，大人应当有意识有步骤地去引导他们品尝这种食物，既不无原则迁就，也不过分勉强。

（4）家长要做孩子的好榜样

儿童时期是饮食习惯形成的关键时期，在饮食习惯、饮食行为形成的过程中，主要是模仿家庭中成年人，如果家长有偏食、挑食的不良习惯，则孩子也会受到影响，很容易养成同样不良的饮食习惯。所以家长一定要以身作则，不挑食不偏食，给孩子一个正面的影响。

2 现代医学对小儿厌食的研究如何

（1）病因研究

现代医学认为，厌食是较长时间的食欲减退或消失，主要有两种原因：一种是局部或全身性疾病影响消化功能，使胃肠平滑肌张力降低，消化液分泌减少，酶的活性降低；另一种是受到人体内外环境的刺激，中枢神经系统对消化功能的调节失去平衡。

任何使胃肠功能紊乱的原因均可导致厌食，这些原因包括：①全身或局部疾病，如急慢性感染、肝炎、胃肠炎、长期便秘等影响消化功能，使平滑肌张力下降，消化液分泌减少，酶活性降低，引起厌食；②中枢神经系统受体内、外环境中各种刺激的影响，使消化功能调节失去平衡，导致厌食；③药物因素：长期滥用红霉素、磺胺类、呋喃唑酮等引起菌群失调，导致腹泻、厌食，维生素A或维生素D中毒也可引起厌食；抗癌药物更易引起厌食；④某些元素如锌、铁、铜、钙缺乏或某些激素分泌不足可引起厌食，铅与厌食的关系亦非常密切。在某些特定情况下，肾上腺皮质激素不足或胰岛素分泌不足也可表现为厌食；⑤气候影响：

夏天气温高、湿度大，可影响胃肠神经调节功能，减少消化液分泌，降低酶活性而引起厌食。

（2）基础研究

Ghrelin（有文献译为"生长素"）是1999年由日本科学家Kojima等发现的一种生长激素促分泌素受体的内源性配体。近年来的研究表明，它能增强食欲，调节能量平衡，其浓度增加可促进觅食行为。Ghrelin现已成为厌食症发生、发展的最主要、最关键的机制。

目前有实验证明：① Ghrelin水平在餐前1～2小时平均升高约78%，餐后1小时下降至最低点。提示ghrelin具有诱发进食的生理作用；② Ghrelin主要合成于胃底部黏膜的A样细胞，却能在中枢引起摄食；③ Ghrelin激活下丘脑神经肽及大鼠相关蛋白（Agouti-related protein，AGRP），增加AGRP基因的表达。AGRP被认为是摄食启动因子的中枢性介导物，因为AGRP水平在进餐前有所升高而使下丘脑其他参与能量平衡的神经肽的水平保持稳定。故可认为，ghrelin可能是下丘脑、垂体、胃之间内分泌调节的新的联系纽带，可能在摄食调控中起着相当重要的作用。

（3）治疗方法

1）合理喂养与心理引导：包括调整饮食结构、纠正不良饮食习惯、创造良好进食环境等。如纠正家长饮食结构上的错误观念和担心子女食量不足的心理状态，并非高蛋白、高脂肪食物的比例大就对孩子有益，食物不宜过于精细，应适量增加碳水化合物和粗纤维食物的比例；少吃甚至不吃零食，培养孩子有规律且定时定量进食的良好习惯；为孩子进食创造良好的心理环境，不强迫进食，避免孩子产生拒绝进食的逆反心理。

2）对症治疗：吗丁啉、西沙必利促进胃蠕动，加速胃内容物排空；多酶片、胃蛋白酶合剂则含有消化食物所必需的多种消化酶；复合维生素B有促进新陈代谢作用；锌与体内五十余种酶的合成有关，促进人体生长发育，并能使味蕾细胞迅速再生，改善味蕾的敏锐性，从而提高消化功能，增进食欲。

3 治疗厌食症的西药有哪些

（1）硫酸锌：2～3mg/（kg·d），疗程1～3个月。锌能使味蕾细胞迅速再生，改善味蕾的敏锐度，又能提高消化功能，对缺锌的患儿有效率高达90%以上。但有明显副作用，现市场基本已经淘汰。

（2）多酶片：每次0.3～0.6g，1日3次，饭后服。

（3）胃蛋白酶合剂：2岁以下每次2.5～5mL；2岁以上每次5～10mL，1日3次，饭前半小时服用。

（4）乳酶生：5岁以下每次0.1～0.3g；5岁以上每次0.3～0.6g，1日3次，饭前半小时服用。

（5）口服胃酶合剂或干酵母片等助食剂对增进食欲有一定作用。

（6）吗丁啉等胃动力药，能很好地提高食管下段括约肌张力，促进胃蠕动，加快胃排空，减轻腹胀、抑制恶心、呕吐，对胃肠动力障碍引起的厌食有较好的作用。服用剂量：每次0.3mg/kg，每日3次口服。疗程4周。需在医生的指导下使用。

（7）治疗厌食症一般不用激素疗法，除非特别严重的顽固性厌食症可考虑应用，但必须在医生的指导下进行。临床的参考方案如下：①泼尼松（强的松）。每天0.5mg/kg，每日3次，口服。②小剂量胰岛素，用于顽固性厌食，胰岛素3～6U加于10%葡萄糖250～500mL静脉点滴（1U胰岛素至少给葡萄糖4g）。

（8）国外治疗方案：大多采用抗抑郁药阿米替林来改善患儿的情绪，提高对进食的兴趣。参考剂量12.5～25mg/kg，口服，每日1次，在睡前0.5～1小时服。一般服用6～12天见效。此外，抗组织胺和抗5-羟色胺药赛庚啶，作为食欲兴奋剂，也有一定效果。每天 0.25mg/kg，分 2 ～ 3 次口服。

4 如何科学补锌，提高食欲

电视中锌制品的广告很多。补锌真能改善孩子的厌食情况吗？缺锌的确会导致孩子出现厌食的症状。但是，锌不能恣意乱补，锌过量同样会给孩子身体带来危害，因此必须通过医院检查确诊缺锌后才能使用。那么补锌药物有哪些呢？

第一代无机锌——代表产品"硫酸锌"：有明显副作用，现市场基本已经淘汰。

第二代有机锌——代表产品"葡萄糖酸锌""甘草锌"：吸收率一般，副作用略小，对于肠道功能发育不全的儿童不适宜。

第三代生物锌——代表产品蛋白锌：吸收率高，无任何副作用，特别适合儿童服用。

5 小剂量的红霉素能治疗小儿厌食吗

红霉素是临床上常用的大环内酯类抗生素，近年来发现它还是一种胃动素拟似剂。红霉素能与胃动素受体结合而发挥胃动素的作用。它对胃肠道动力的作用具有明显的量效关系，在作为抗生素的治疗剂量下，胃和小肠发生不规则的收缩，临床上可出现恶心、呕吐、腹痛、腹泻等症状。这就是临床上常见的红霉素的胃肠道副作用。在亚治疗剂量下（常规治疗剂量的 10% ～ 20%）可诱发胃肠道平滑肌收缩，诱导胃肠移动性运动复合波的出现，提高整个胃肠道的运动，加快了食物的排空，使小儿食欲增加。

使用方法是：红霉素服用剂量为 5mg／（kg·d），分 3 次口服。在使用小剂量红霉素治疗时，首先改变饮食习惯，建立正确的生活饮食规律，纠正家长对小儿饮食的错误态度。不论小儿厌食的病因如何，胃动素减少导致胃肠蠕动缓慢可能是其原因之一。因此，除了对因治疗外，还可加快胃肠排空，刺激大脑饥饿中枢的兴奋性，从而达到增加食欲和食量的目的。

6 怎样治疗神经性厌食

小儿神经性厌食（anorexia nervosa）是由于精神因素引起的厌食症状，对孩子的健康成长和发育危害很大，必须及时纠正。

（1）营养支持疗法

改善低体重造成的营养不良。病情严重的患儿需要及时入院治疗，纠正水、电解质紊乱，输入能量合剂、脂肪乳、白蛋白、复方氨基酸等。

（2）心理治疗

包括行为治疗、认知治疗、心理动力学心理治疗、家庭治疗，其中以认知治疗为主。

（3）抗精神病药治疗

可选用氯丙咪嗪和舒必利，有助于减轻进食焦虑，降低代谢和增加体重。

（4）补锌疗法

补锌可以使口腔唾液中味觉素含锌量增高，恢复味蕾的敏感度，从而增进食欲。

7 如何用心理干预治疗小儿厌食

由于儿童期心理发育不完善，在疾病的治疗中，心理诱导对儿童厌食症的治疗与药物同等重要。

心理行为干预内容包括以下几个方面：①通过讲故事的形式教育患儿认识合理饮食的益处及不合理饮食的危害，引导孩子形成良好的饮食习惯，纠正不良的饮食习惯；②制定饮食行为记录单，即将每餐进食时的表现、进食量的多少、有无偏食等内容交由家长填写、评定，分优、良、差3个等级；③应用阳性强化法，当患儿出现所期望的好行为时，及时使用积极鼓励的方式，如口头表扬、买玩具、家长陪同外出游玩等，鼓励孩子重复该项行为。但积极的奖励不应当无限制地重复，避免使用太多的物质奖励，如果同样的奖励方式持续不断，便会失去原有的功效，必须灵活多样地应用多种阳性强化的方法。一般来说心理行为干预时间为3个月。

8 中医药治疗厌食症有什么特色

辨证论治是中医最大的特色和优势。中医认为各种疾病都具有错综复杂的病史、病症和体征，通过四诊收集的材料再归纳分析概括为阴阳表里寒热虚实八类证候。这八类证候既是辨证的总纲领，也是治疗疾病的主要依据。相同的疾病不同的证候，用不同的方法治疗；不同的疾病相同的症候，可用相同的方法治疗。

根据病因、症状的不同，中医把厌食分为脾失健运（脾胃不和）、胃阴不足、脾胃气虚和肝脾不和来辨证论治，根据患儿的不同证型，临症加减，一人一方，因人因地因时制宜，充分体现了中医辨证论治的优势，临床治疗效果较好。

脾失健运证患儿多表现为食欲减退，食而乏味，甚则厌恶进食，偶尔多食或强迫进食后可致脘腹饱胀或嗳气泛恶，形体正常或略瘦，大便不调或干或稀，但精神状态较好，舌淡红，舌苔白或薄腻，脉濡缓。本证在厌食患儿最为多见，常为初期、轻症，除厌食外，其他症状不著，精神、形体、舌质正常，舌苔薄腻。若失于调治，病情迁延，损伤脾气，则易转化为脾胃气虚证。治宜调和脾胃、运脾开胃，常用不换金正气散加减。常用药物：苍术、陈皮、佩兰、藿香、枳壳、神曲、麦芽、鸡内金等。

胃阴不足证患儿多表现为不爱吃饭，食少饮多，口舌干燥，形体偏瘦，皮肤失润，小便短黄，大便干结，甚或烦躁少眠，手足心热，舌红少津，舌苔少或花剥，脉细数。本证常见于温热病后或素体阴虚，或嗜食辛辣伤阴者。治宜滋脾养胃，佐以助运，常用养胃增液汤加减。常用药物：沙参、玉竹、麦冬、石斛、山药、乌梅、白芍、谷芽、麦芽、甘草等。

脾胃气虚证患儿多表现为食欲不振甚至拒食，食而不化，面色少华或萎黄，形体偏瘦，大便偏稀或常夹有不消化物，舌质淡，舌苔薄白，脉缓无力。本证多见于脾胃素虚，或脾运失健迁延失治。以不思乳食，面色少华，肢倦乏力，形体偏瘦为辨证依据。治宜健脾益气，佐以助运，常用异功散加减。常用药物：党参、茯苓、白术、甘草、陈皮、砂仁、扁豆等。

肝脾不和证患儿多表现为厌恶进食，嗳气频繁，胸胁痞满，性情急躁，面色少华，神疲肢倦，大便不调，舌质淡，苔薄白，脉弦细。本证见于有情志失调的患儿，现在并不少见，以食少嗳气、胸胁痞满、神疲肢倦为辨证要点。治宜疏肝健脾，理气助运，常用逍遥散加减。常用药物：柴胡、紫苏梗、当归、白芍、白术、茯苓、焦山楂、焦神曲、炒麦芽等。

专家提醒：

　　治疗小儿厌食症，当遵从"脾健不在补贵在运"的原则。"运"者有行、转、动、旋之意，具有动而不消的特性。运与化，是脾的主要生理功能，故临床上应选择能够运其精微、化其水谷的药物。常用的健运脾胃的药物有苍术、陈皮、鸡内金等。在治疗小儿厌食症期间，家长要有耐心，积极配合医生的治疗方案，在药物治疗的同时注意饮食调养，纠正不良的饮食习惯，方能达到事半功倍的效果。

9 中医对小儿厌食症如何辨证论治

（1）辨证要点

1）识主症、辨分型：强食则腹胀——脾失健运；大便溏薄，见不消化食物——脾胃气虚；便干溲短——脾胃阴虚；嗳气急躁——肝脾不和。

2）重舌轻脉：临床症状少而难以辨证时，可将舌象作为主要辨证依据：舌质正常，苔薄腻者为脾失健运证；舌质淡，苔薄白者为脾胃气虚证；舌红少津，苔少或花剥者为脾胃阴虚证；舌质淡，苔薄白，脉弦细为肝脾不和。

（2）治疗原则

1）运脾开胃：治疗厌食"以和为贵，以运为健"，运脾开胃是本病治疗总则。脾失健运者，治以运脾开胃；脾胃气虚者，治以健脾益气；脾胃阴虚者，治以养胃益阴。宜选用芳香之剂解脾胃之困，拨清灵脏气以恢复转运之机，酌情配伍理气、消食、化湿之品，选用益气、养阴、安神定志之法，使脾胃复健，纳运复常，则食欲倍增。

2）运脾四法："脾健不在补贵在运"，运脾四法是燥湿助运、理气助运、消食助运，温阳助运。需要注意的是，因理气、化湿药大多是辛温香燥之品，补益药每影响脾胃纳化，消导药总属克伐之品，故临床选用均需谨慎，应适可而止，勿使过剂，消导不宜过峻，燥湿不宜过热，补益不宜呆滞，养阴不宜滋腻，以防损脾碍胃，影响纳化。

10 哪些中成药能治疗小儿厌食症

中成药组方固定，服用方便，如使用得当，会收到很好的疗效。但由于小儿厌食症临床上分为虚、实两类，因此，还是要在医生的指导下结合临床辨证选方，合理使用，且症状缓解后，勿长期服用，关键注意饮食调理，纠正不良饮食习惯，方能取得良好效果。

（1）保和丸

该药为小丸剂型，每袋6g。药物组成为焦山楂、炒神曲、炒莱菔子、炒麦芽、制半夏、陈皮、茯苓、连翘。功能消积和胃，清热利湿。用于饮食不节，致使脾胃运化功能失司，食滞停留中脘，积之未甚，但见中脘满闷，嗳腐不食，腹中饱胀等症。

服用方法：每次服1袋，每日服2次，白开水送服。小儿酌减，并研细调服。本方为渐消缓散的方剂，可连续服用，直至症状完全缓解。

（2）小儿至宝丹

该药为蜜丸剂型。药物组成为神曲、甘草、厚朴、桔梗、枳壳、前胡、焦山楂、紫蔻、砂仁、陈皮、炒麦芽、朱砂、黄芩、栀子。功能消食导滞，醒脾开胃，兼清郁热。适用于小儿乳食积滞，乳食少进或呕吐乳食，口中有乳酸味，肚腹胀满，大便酸秽，形体消瘦，烦哭不宁，身热，尿黄，唇红，舌苔黄或厚腻，脉滑数者。

服用方法：每次 1 丸，每日 1～2 次，空腹温开水送服。3 岁以内小儿酌减。忌生冷、油腻食物。

（3）小儿化食丹

该药为蜜丸剂，每丸重 1.5g。药物组成为大黄、牵牛子、莪术、三棱、焦山楂、焦神曲、焦麦芽、焦槟榔。功能化食消积、和胃健脾。用于饮食不节，食滞中焦、久而成积。证见宿食内停，食欲不振，泛呕吞酸，脘腹胀满或疼痛，大便秘结，或泻下酸腐等。

服用方法：2～4 岁每服 1 丸，周岁以内服半丸，日服 2 次，温开水送下。本方配伍合理，化食消积之力较强，制成蜜丸后，药量少，使用安全，效力可靠，可以连续服用，使积去病除。纯虚无实之证，当禁服用。

（4）小儿增食丸

该药为蜜丸剂，每丸重 3g。以焦神曲、焦山楂、焦麦芽、炒鸡内金化积为君药，辅以焦槟榔行气消积，代代花、麸炒枳壳散积消痞，炒莱菔子消食行气，和胃降逆，佐以砂仁、橘红芳香理气，醒脾和胃，黄芩清上、中焦之热。可达到消食化积，健脾和胃的目的，常用于小儿不思乳食，嗳腐口臭，腹胀疼痛，大便臭秽，夜卧不宁等症。

服用方法：周岁以内，每次服半丸；1～3 岁，每次服 1 丸；3～7 岁每次服 1 丸半；7 岁以上每次服 2 丸。均每日 2～3 次，空腹温开水送服。本方药力和缓，可以连续服用。

（5）香砂六君丸

该药为水丸剂型，每 50 粒重 3g。药物组成为木香、砂仁、党参、炒白术、茯苓、炙甘草、陈皮、制半夏、生姜、大枣。功能益气健脾、和胃降逆。主要用于小儿脾胃不健，饮食不思，或胸膈不利，或脘腹胀满，呕吐吞酸，大便不实等。

服用方法：7 岁以上小儿每次服 3～4.5g；7 岁以下小儿每次服 2～3g。均每日 2～3 次，空腹温开水送服。本方是平补之剂，便于常服。

（6）山楂健脾丸

该药为蜜丸剂型，每丸重 6g。药物组成为山楂、茯苓、莲子肉、白扁豆、山药、薏苡仁、芡实、炒麦芽、六神曲。功能健脾消积。主要用于脾胃气虚而消化不良者，多见形体消瘦，面色无华，食欲减退，脘腹痞闷，便溏或腹泻。舌苔薄白或无苔，脉细。

服用方法：每次 1 丸，日 2～3 次，空腹温开水送服。3 岁以内小儿酌减。

（7）健儿散

该药为散剂，每袋 80g。药物组成为怀山药、川明参、薏苡仁、麦芽等。诸药合用，具有开胃健脾、生津消导之功。小儿厌食症表现为纳呆食少，面黄肌瘦，腹胀腹痛，心烦口渴，体倦神疲，或腹泻或便干。辨证属脾胃虚弱、乳食不节者，可选用本药治疗。

服用方法：3 岁以下每次服 0.75g，每日 2 次；4～6 岁每次服 2.75g，每日 3 次；7～12 岁每次服 5.5g，每日 2 次。温开水调服。必须坚持服药，一般连续服药 1～2 个月有明显疗效。

（8）儿康宁糖浆

该药每瓶 200mL。药物组成为党参、黄芪、白术、薏苡仁、大枣、桑枝。诸药合用有健脾益气、和胃渗湿之功。用于脾胃虚弱之证，如临床见小儿食欲不振，食后腹胀，大便稀溏，面黄肌瘦，舌质淡嫩，舌苔薄白，脉象细弱。辨证属脾虚湿盛者，即可选用。

服用方法：每次 1 汤匙，日服 3 次。空腹温开水调服。

（9）启脾丸

该药为蜜丸剂，每丸重 3g。药物组成为人参、炒白术、茯苓、甘草、陈皮、山药、炒莲子、炒山楂、神曲、炒麦芽、泽泻。功能健脾和胃，消食止泻。主要用于小儿纳食呆少，面黄肌瘦，四肢倦怠，胸脘痞闷，腹胀腹痛，呕恶气逆，嗳腐吞酸，便溏酸臭，舌淡，舌苔白腻，脉虚缓无力。

服用方法：每次服 1 丸，每日服 2 ～ 3 次，周岁以内小儿每次服半丸，每日服 2 次，白开水送服。

（10）理中丸

该药为蜜丸剂，每丸重 9g。药物组成为干姜、人参、白术、炙甘草。功能温中散寒，补气健脾。主要用于小儿过食生冷，伤及脾胃，中焦虚寒。证见纳呆食少，脘腹疼痛，肢体倦怠，手足不温，或口冷清涎，恶心呕吐，口淡不渴，喜热饮，大便稀溏，小便清利等。

服用方法：7 岁以上小儿每次服 4.5g；7 岁以下小儿每次服 3g，日服 2 次。白开水送服。

（11）肥儿丸

药物组成为煨肉豆蔻、木香、炒神曲、炒麦芽、胡黄连、槟榔、使君子。功能杀虫消积，健脾清热。主治小儿消化不良，虫积腹痛，面黄肌瘦，食少腹痛等。

11 小儿厌食症有何用药禁忌

（1）不能滥用滋补药，如人参、熟地黄、龟甲、阿胶等。这些药容易腻胃伤脾反而加重厌食。曾经有一位奶奶，极其喜爱 6 岁的小孙女，小孙女从小胃口不好，不爱吃饭，于是奶奶私下将亲朋好友送她的人参、阿胶、蜂王浆等补品全都"补"给了孙女，想把孩子调理得结结实实。结果孩子不仅吃饭的胃口没有任何改善，还出现了乳房隆起的性早熟改变。

（2）不要用苦寒攻下的药，如大黄、黄连、槟榔等。这类药也能损伤脾胃功能。佳佳小时候吃饭一向不错，2 个月前得了一次很严重的肺炎，又是输液又是吃药，2 个礼拜后，佳佳病情改善了许多，但是妈妈担心会好得不够彻底，又连续给佳佳吃了 1 个月的苦寒的中成药，后来佳佳的肺炎完全好了，但是脾胃却因此受伤了，吃饭的胃口也不如从前了。

12 外治法如何治疗小儿厌食症

中医治疗疾病的方法很多，如内服药物、外用药物、推拿、针灸、熏洗等。所谓外治，本是相对口服给药而言，广义的外治泛指除口服药物以外，用手法或配合一定的器械、药物等施治于体表或从体表进行治疗的方法；自针灸、推拿形成专科以后，外治法专指药物外治的方法，由于具有对人体无伤害、无副作用，操作简单，花钱少等优点，已成为现代社会推崇的绿色疗法。

外治法是中医学一种独特的治疗方法。小儿大多不愿服药，害怕打针，特别是婴幼儿内治给药尤为困难，且西药的毒副作用及药源性疾病日益突出，而小儿肌肤柔嫩，脏气清灵，外治之法作用迅速、使用方便，易为患儿接受，毒副作用较小，自古就有"良医不废外治"之说。

外治方法是在中医整体观念和辨证论治的原则指导下，施用各种外治手段和方法以达到治病、防病的目的，其机理与内治方法相通。临床实践证明，采用各种外治法治疗小儿常见病、多发病，如果应用得当，多数儿科疾病都能起到辅助治疗和加速治愈的作用。外治法可以单用或与内治法配合应用，以提高临床疗效，在某些情况下还有其特殊的治疗作用。外治方法颇多，各有其作用机理，有围药法、薄贴法、油膏涂敷、滴药法、吹药法、药捻法、掺药法、导药法拭洗体表及孔窍局部的方法等。外治法特点是：①不用内服，直接通过皮肤渗透吸收，让药力直达病所；②使用简单，操作方便；③疗效显著，药力集中。

简、效、廉是外治法的优势和特色，已日益受到医者及家长的重视。常用于治疗小儿厌食的常用外治方法有：捏脊、耳穴压豆、敷贴、脐疗、刺四缝等。可根据病情，选择应用。在选用时，应在医生辨证施治原则指导下，根据病证不同而使用不同方法或药物，从而达到治疗目的。

13 捏脊法如何治疗小儿厌食症

李奶奶家的双胞胎孙女是早产，出生的时候体重还不到2kg，吃奶十分困难，一吃完就吐，因此一直瘦瘦小小的，每次去医院体检体重都不达标。李奶奶听人说了捏脊的好处，开始每天给两个小孙女捏脊，一直坚持了1个多月，小孙女终于能正常吃奶了。现在，孩子的体质越来越好，身体也变得越来越结实。

捏脊疗法是中医传统的保健疗法，具有操作简单、安全方便、疗效可靠的特点，是小儿家庭保健的最佳疗法之一。操作方法是：孩子俯卧在床上，家长双手拇指与食指并拢，从孩子尾椎骨沿脊柱向上捏，自下而上，连皮带肉用力捏起即放下，沿督脉向上，边推边捏至颈部发迹的大椎穴为止，反复捏三遍，以脊柱两侧皮肤微有潮红为度，每天1～2次，连续六天为一个疗程。

脊柱部位是大脑的外延，神经系统的重要通道，大脑通过脊柱脊髓指挥内脏与四肢的活动，是人体的要害部位，坚持给孩子捏脊，可以及时疏通这些要塞部位的堵塞，使孩子全身气血通畅。

脊柱附近分布有督脉和膀胱经，穴位很多，像肺俞、脾俞、心俞、肝俞、肾俞等。督脉主阳气主升发，我们身体上的六条阳经都与督脉交汇，督脉行于脊里，入络肾，上行又络脑，与脑、髓、肾关系密切，可反映脑、髓、肾的生理功能和病理变化。中医有言："脑为元神之府。"人体的神气活动与脑关系密切，所以督脉与人的神志、精神状态密切相关。脑是人的高级中枢，脊髓属低级中枢，督脉的路线与脊髓多有一致之处。经常捏脊，通过小儿脊柱部位的按摩、提捏，可刺激督脉和膀胱经，调理阴阳，疏通经络与血脉，让孩子阳气充足、精力充沛。"正气存内，邪不可干"，从而减少小儿发病的概率。捏脊疗法对于消化、神经以及其他系统的功能恢复有一定的促进作用。

临床中采用木糖排泄法观察到捏脊之后小儿尿中木糖排泄率明显增高，表明捏脊疗法在一定程度上能增进消化和吸收。捏脊疗法是一个很好的保健与防病治病措施，手法简单，容易操作，但是需要坚持，只要有恒心坚持做下去，对孩子体质定会有意想不到的改善作用。

14 拔罐如何治疗小儿厌食症

拔罐疗法是一种传统的治疗方法。拔罐法是利用燃烧、抽吸、挤压等方法排出罐里面的空气，造成负压，使罐吸附于体表腧穴或患处，造成局部淤血现象的治疗方法，能对局部皮肤及皮下组织发生温热刺激作用，疏通经络，加速血液循环，从而达到防病治病、强壮身体的作用。这种传统的中医疗法具有操作简单、使用安全、副作用小、疗效显著的特色。拔罐与针灸一样，也是一种物理疗法，儿童与成人同样适用。

传统的罐具有竹罐、陶瓷罐和玻璃罐。新型的罐具有挤压排气罐、抽气排气罐和多功能罐器。根据罐具的种类，目前罐具的吸拔方法（主要指排气方法）种类很多，比较常用的有火罐法和水罐法。

拔罐法通过负压作用能够使局部迅速充血、淤血，使毛细血管通透性与组织的气体交换增强，进而引起小毛细血管破裂，血液溢入组织间隙而发生淤血，红细胞受到破坏，大量血红蛋白释放，使机体发生了溶血现象。同时由于负压的吸引、挤压对皮肤与肌肉浅层造成良性刺激，不仅调节血液循环，也刺激了神经、皮下腺体、肌肉等引起一系列的神经－内分泌反应，通过神经系统对组织器官进行双向调节，同时促进白细胞的吞噬作用，提高皮肤对外界变化的敏感性及耐受力，从而增强机体的免疫力。其次，负压的强大吸拔力可使汗毛孔充分张开，汗腺和皮脂腺的功能受到刺激而加强，皮肤表层衰老细胞脱落，从而使体内的毒素、废物加速排出。

火罐法本身具有局部的温热作用，温热刺激使局部温度升高，血管扩张、血流量增加，促进血液循环，加强新陈代谢，改善组织的营养供给，增强皮肤深层细胞的活力，还可增强血管壁的通透性和细胞的吞噬能力。拔罐处血管紧张度及黏膜渗透性改变，淋巴循环加速，吞噬作用加强，对感染性病灶，形成了一个抗生物性病因的良好环境。

临床上经常采用拔罐疗法治疗小儿厌食症，常用方法如下：

（1）选取中脘、天枢、气海、胃俞、脾俞、足三里、建里穴位，采用单纯拔罐法，或刺络拔罐法，留罐 10～15 分钟，隔日 1 次，5 次为 1 疗程。适用于脾失健运证。

（2）先取背部胸椎 8～12 夹脊穴、脾俞、胃俞，施以走罐，使皮肤发紫充血，再取中脘、关元、足三里穴，拔罐 5～10 分钟。隔日 1 次，5 次为 1 疗程。适用于脾胃气虚证。

（3）取上脘穴先用闪火法拔罐，留置 10 分钟，然后用七星针叩刺脊柱两旁出血，并在膈俞、肝俞、胃俞穴拔罐 10 分钟，可配合三棱针点刺四缝、足三里出血，隔日 1 次。适用于肝脾不和证。

拔罐疗法一般适用于小儿厌食兼有胃痛、消化不良等症。拔罐前注意孩子保暖，室内空气流通、温度适宜，选择孩子舒适且方便操作的体位，勿移动体位，防止罐具脱落。因孩子皮肤娇嫩，施罐数量宜少，罐间距离应适中，留罐时间宜短，否则孩子难以承受，且时间长容易烫伤皮肤或起泡。对于初次接受拔罐的孩子，应注意消除其畏惧心理，留心观察孩子的感受和反应。若出现头晕、恶心、面色苍白、四肢发凉、出冷汗等晕罐征象，应及时启罐。

15 王不留行子贴耳穴如何治疗厌食

贴耳穴又称耳穴压豆法，是在耳穴表面贴敷小颗粒药物的一种简易刺激方法。本法可以治疗许多儿童常见病症，不仅能收到毫针、埋针法同样的疗效，而且安全方便，方法简单，副作用少，没有任何创伤，是一种儿童最容易接受的外治法。

本法能起到持续刺激的作用，家长可以不定时地在敷贴处按压以加强刺激，对于小儿厌食等慢性病尤为适用。耳穴压豆法所选材料可就地取材，如油菜籽、小米、莱菔子和王不留行子等，以王不留行子为常用，使用前用沸水烫洗后晒干，贮瓶中备用。

耳穴中的脾、胃、小肠、大肠等穴具有健脾和胃、消食导滞作用；神门、交感、内分泌可调节脏腑气机、疏肝和胃；饥点、皮质下可激发经气，达到增进食欲的目的。应用时，将王不留行子贴于0.5cm×0.5cm的小方块胶布中央，然后敷贴于耳穴上，并在贴敷处给予适当按压，每次3～5分钟，使耳郭有发热、胀痛感，一般每天可按压数次，3～5天更换1次，以孩子稍感疼痛但可耐受为度，10次为1疗程，双耳轮换。通过对耳穴的刺激，作用于人体的经络，达到治疗厌食症的目的。

使用中应防止胶布潮湿或污染，以免引起皮肤炎症。个别孩子可能对胶布过敏，局部会出现红色粟粒样丘疹并伴有痒感，可加用肾上腺穴。耳郭皮肤有炎性病变、冻疮等时不宜采用本法。

16 针灸如何治疗小儿厌食症

针刺法是各种不同针具的操作技术方法，有毫针、三棱针、皮肤针、皮内针、火针、芒针等，其中毫针是最常用的针具。针刺手法，包括得气法、行气法、补泻法和各种相应的单式、复式手法。毫针刺法的临床应用，可以采用各种深浅刺法、多针刺法、透穴刺法、运动针刺法；在不同的腧穴部位，要根据具体情况，采用不同的针刺角度、方向和深度。

针灸不但能治疗许多成人的疾病，在儿科急性或慢性病的治疗上也应用广泛。针灸的方法很多，如对于实证采用泻的手法，对于虚症采用补的手法，对于虚实夹杂的病症采用平补平泻的手法。临床上常用的有捻转补泻、提插补泻、徐疾补泻、迎随补泻、平补平泻等。一般进针得气后，捻转提插施行适当的补泻手法后即退针。不留针是小儿针刺的特点。

常用方法如下：①取脾俞、足三里、阴陵泉、三阴交，用平补平泻法。用于脾失健运证。②取脾俞、胃俞、足三里、三阴交，用补法。用于脾胃气虚证。③取足三里、三阴交、阴陵泉、中脘、内关，用补法。用于脾胃阴虚证。④取肝俞，用泻法；脾俞、胃俞、足三里，用补法。用于肝旺脾虚证。以上各证均用中等刺激，不留针，1日1次，10次为1个疗程。

家长在家中不宜给孩子进行针灸方法治疗，需要到医院就诊，请有经验的医生操作。

17 小儿推拿的常用穴位和手法

小儿推拿疗法，简单、方便、有效，不受设备、医疗条件的限制，又能免除患儿服药、打针之苦，因此深受患儿及其家长的欢迎。小儿推拿的穴位特点，主要表现在特定的穴位上。这些穴位大多集中于头面及上肢部，且穴位不仅有点状，也有线状和面状。点状，即一个点是一个穴位，如手背腕横纹中央点即是一窝风穴（相当于针灸的阳池穴）。线状，即从一点到另一点连成的一条线，如前臂的三关穴和六腑穴都是线状穴。面状，即人体的某个部位就是一个穴，如整个腹部为腹穴。临床操作中，一是强调先头面、次上肢、次胸腹、次腰背、次下肢的操作程序；二是强调手法的补泻作用；三是重视膏摩的应用和使用葱汁、姜汁、滑石粉等介质进行推拿，这样既可保护娇嫩皮肤不致擦破，又可增强手法的治疗作用。

小儿推拿的对象，一般是指 5 岁以下的小儿；用于 3 岁以下的婴幼儿，效果更佳。其治疗范围比较广泛，如泄泻、呕吐、疳积、便秘、厌食、脱肛、感冒、发热、咳喘、惊风、遗尿、肌性斜颈、斜视、小儿瘫痪等症。

🦋 小儿推拿常用穴位

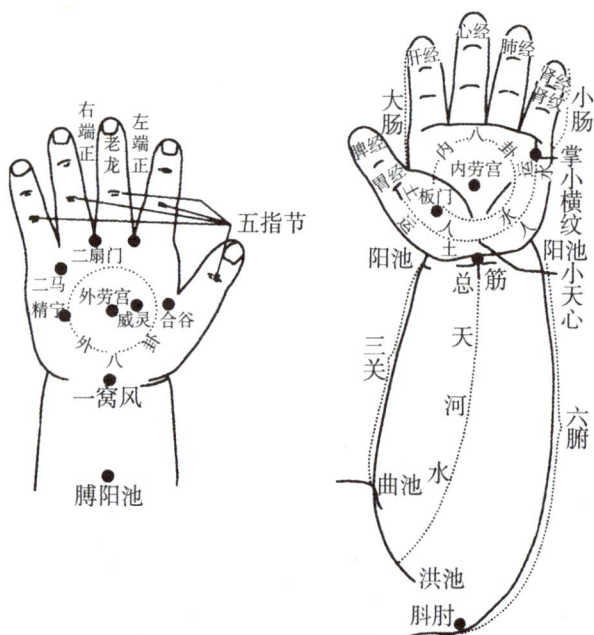

图 1　小儿特定穴上肢图

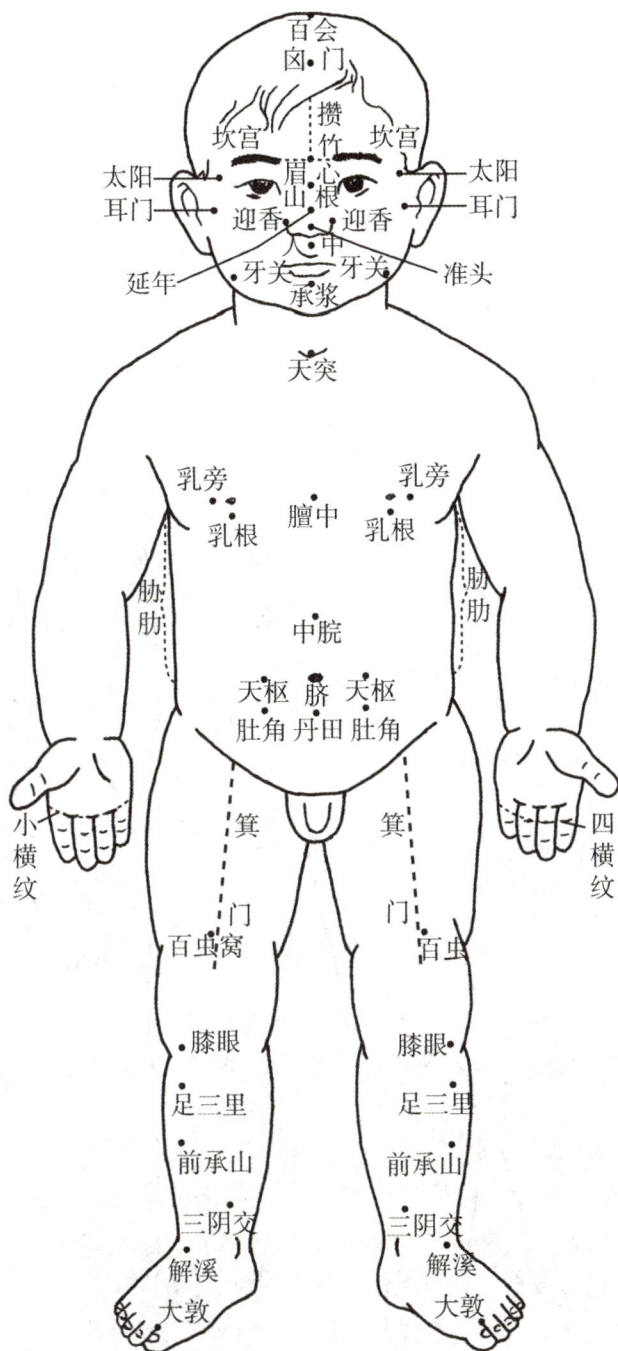

图 2　小儿特定穴正面图

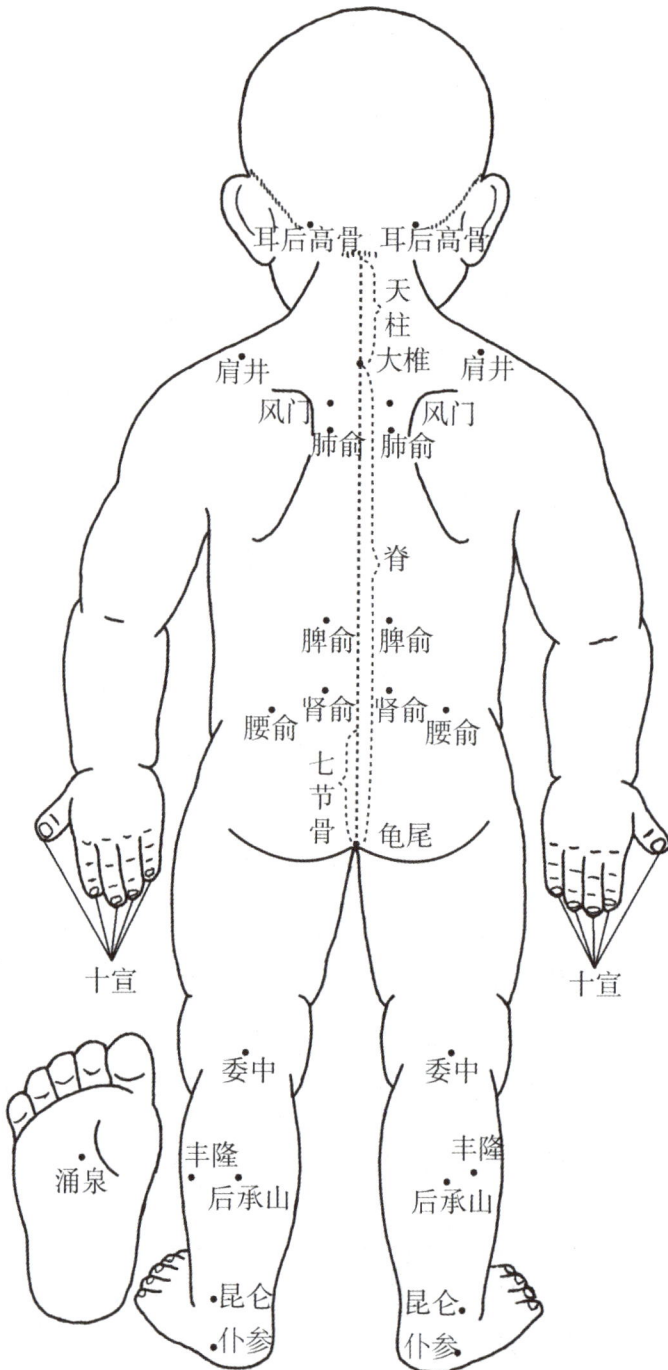

图3 小儿特定穴背面图

🦋 小儿推拿常用的手法

（1）推法：用拇指或食、中二指螺纹面沿同一方向运动，称为"推法"。

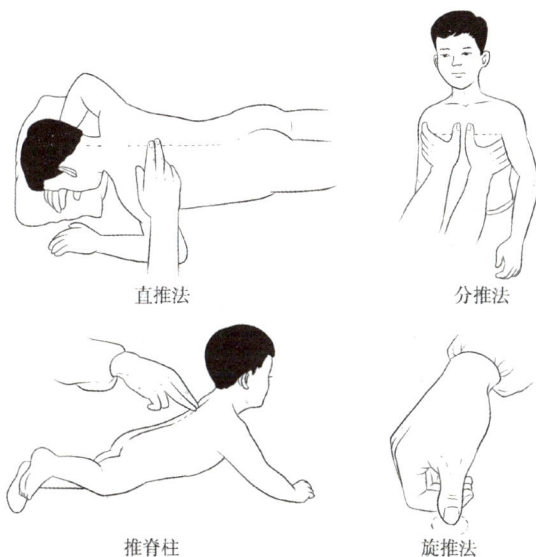

直推法   分推法

推脊柱   旋推法

图4　推法

（2）拿法："拿法"是用拇指和食、中两指相对用力（或用拇指和其余4指相对用力），提拿一定部位或穴位，做一紧、一松的拿捏。

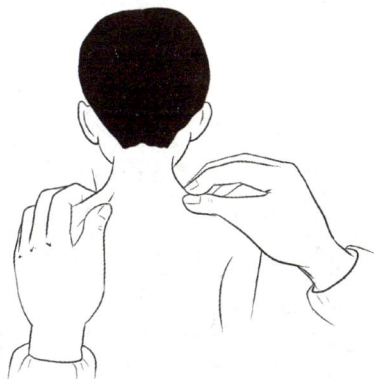

图5　拿法

（3）按法："按法"是用手指或手掌按压小儿的一定部位或穴位，逐渐用力向下按压。

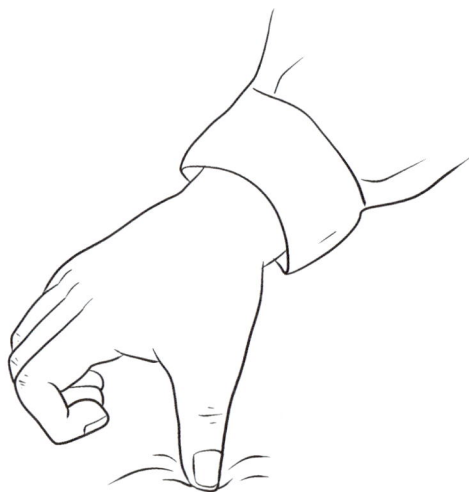

图 6　拇指按法

（4）摩法："摩法"是用食指、中指、无名指和小指指腹或手掌掌面放在一定部位，以腕关节带动前臂，沿顺时针或逆时针方向做环形抚摩。频率是每分钟 120 次。

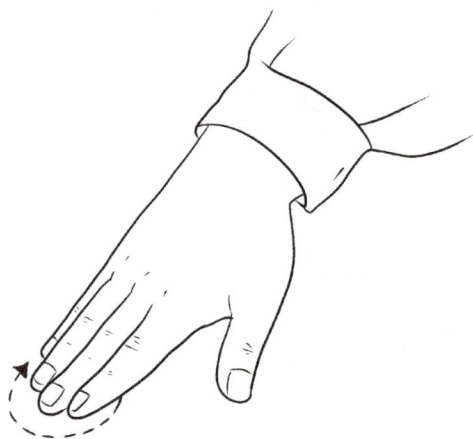

图 7　指摩法

（5）捏法（捏脊）：捏法是用拇指、食指、中指三指轻轻捏拿肌肤，作用于背部正中，又叫"捏脊"。从"长强穴"到"大椎穴"成一直线，操作时应由下向上捏拿。捏脊有两种方法：一种是拇指在前，食指在后；另一种是拇指在后，食、中两指在前。在捏脊时，每捏3～5遍后，在第4或第6遍时，每捏3次，将肌肤捏住向上提拉1次，称"捏三提一"，也可以"捏五提一"。

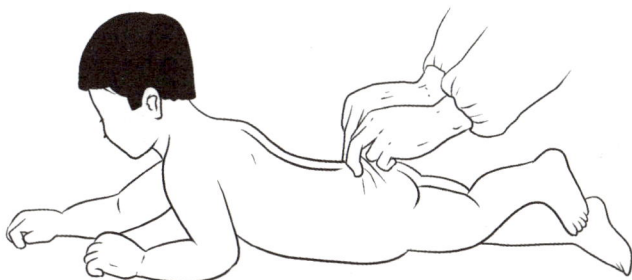

图8　捏脊法

（6）揉法："揉法"是用手指的螺纹面、大鱼际或手掌，作用于一定的部位或穴位，做环形揉动。

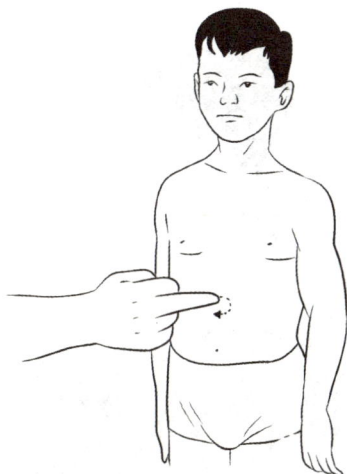

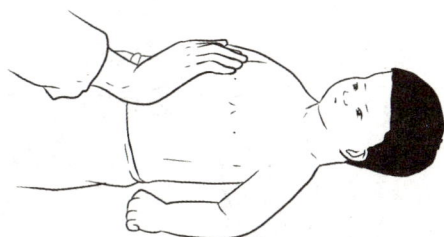

图9　指揉法　　　　　　　图10　掌揉法

（7）掐法："掐法"是用指甲着力重按穴位。

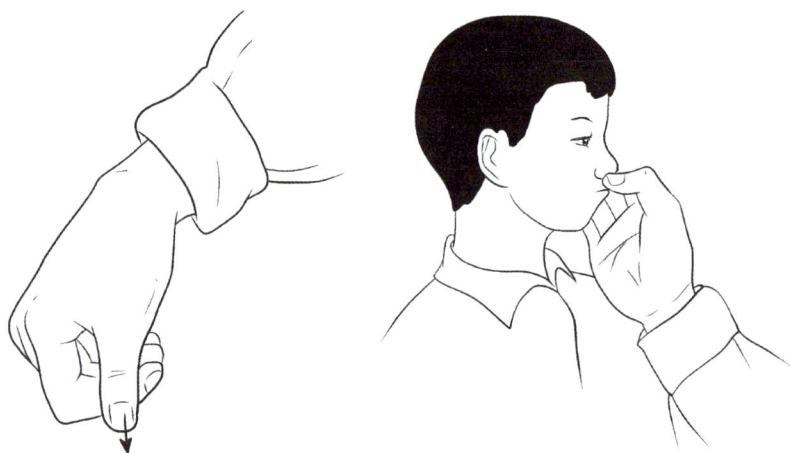

图 11　掐法

（8）擦法："擦法"是用手掌、鱼际或食、中指二指螺纹面着力于一定的部位，做往返的直线擦动。

（9）搓法："搓法"是用双手的掌面夹住或贴于一定部位，相对用力做快速搓转或搓摩，并同时做上下往返的移动。

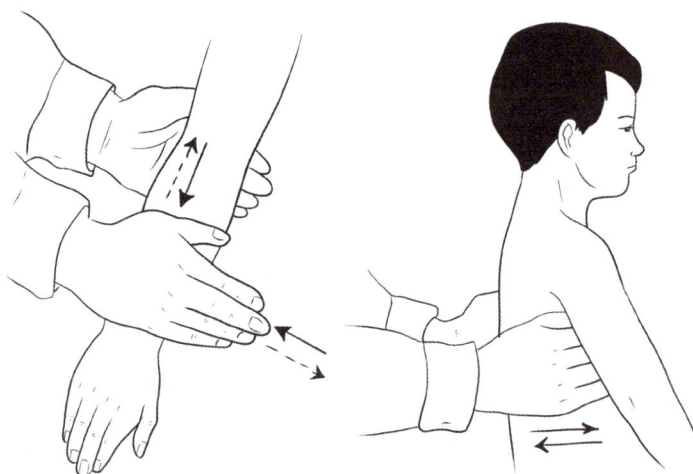

图 12　擦法（左）与搓法（右）

（10）摇法："摇法"是用一手持住肢体或关节的近端，另一手持住关节的远端，做一定幅度的摇动，如摇颈。

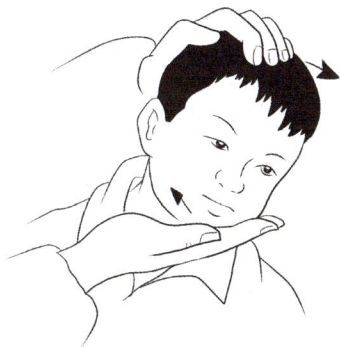

图 13　摇法

18　小儿推拿如何治疗小儿厌食症

小儿推拿疗法是中医学常用的疗法之一。主要是通过疏通经络，调节神经功能，增加血流以及改善胃肠道的运动，促进胃液的分泌和对蛋白质、淀粉消化功能。由于小儿特有的生理病理特点，临床治疗时，操作手法、取穴、次数和时间等与成人推拿有所不同。小儿肌肤娇嫩，操作时一般要借助一些介质，而且手法特别强调要轻快柔和，平稳着实，以防损伤患儿肌肤。小儿推拿的穴位，除十四经穴、奇穴、阿是穴外，大多数穴位为小儿所特有，多分布在肘膝关节以下，尤以手掌与手背为多，正所谓"小儿百脉汇于两掌"，操作起来比较方便。上肢穴位，一般不分男女，习惯推拿左手。小儿推拿的速度和时间，临床多根据患儿的具体病情、年龄酌情增减，灵活掌握。

（1）常用的小儿推拿手法

1）推法：用拇指面在皮肤上向一个方向推动。

2）拿法：将拇指和其他手指在穴位上稍用力拿起。

3）按法：用指尖或指腹或掌心直接按压在选定的穴位上施以压力。

4）摩法：用食指、中指、无名指的指腹或掌心在选定的穴位上由上至下施以压力。

5）揉法：用掌根或大鱼际贴住选定的穴位旋转揉动。

6）捏法：用手指捏住穴位或身体某个部位，是一种刺激力强的手法。

7）搓法：用两手掌或两手指合搓某个部位。

8）摇法：用两手握住关节两端上下摆动。

（2）基本操作法

1）补脾经：脾经位于拇指桡侧（不靠近食指的一侧），指尖至指根成一线。操作时家长将患儿的拇指屈曲，用自己拇指的罗纹面沿着患儿拇指桡侧边缘向指根方向直推100次（方向一定不能错）。补脾经能健脾胃、补气血，用于脾胃虚弱、气血不足引起的厌食症。

2）推三关：三关位于前臂桡侧，腕横纹至肘横纹成一直线。操作时将患儿手心向上，家长用拇指指面或食、中两指指面自腕关节开始，沿患儿小臂外侧缘直推到肘关节共200次。推三关性温，能补养气血、温补下元，用于气血虚弱证，见身体虚弱、面色无华、食欲不振等。

3）揉板门：板门穴位于手掌大鱼际平面。操作时家长用左手托住患儿左手，用右手拇指或中指指端揉患儿的大鱼际100次。揉板门能健脾和胃、消食化滞、调理气机，主治乳食停积、腹胀腹泻、食欲不振、呕吐、嗳气等。

4）揉中脘：中脘穴位于身体前正中线上，脐上4寸处。操作时家长用大鱼际揉患儿肚脐上2～3指处10分钟。揉中脘有健脾和胃、消食和中的作用，主治呕吐、腹痛、腹胀、食欲不振等。

5）摩腹：位于腹部。操作时孩子仰卧或坐位，用手掌或4指抚摩患儿腹部10分钟。顺时针摩腹，有消食和胃、通便的作用，主治腹胀、厌食、大便秘结等症；逆时针摩腹，有健脾益气、止泻的作用，主治脾虚腹泻、腹痛、食欲不振等症；往返摩之为平补平泻，能和胃。经常摩腹有消乳食、强壮身体的作用，是小儿保健的重要手法。

6）揉足三里、脾俞、胃俞穴：足三里穴位于外侧膝眼下 3 寸，胫骨外侧约一横指处。脾俞穴位于第十一胸椎棘突下旁开 1.5 寸。胃俞穴位于第十二胸椎棘突下旁开 1.5 寸。操作时孩子俯卧位，边按边揉足三里穴、脾俞穴、胃俞穴各 30 次。此三穴具有健脾和胃、调中理气的作用，常用于治疗脾胃虚弱、胃失和降所致厌食等。

7）捏脊：位于大椎至长强穴成一直线。先轻轻在患儿背后沿着脊柱按摩几下，然后自下而上捏脊柱上的皮肤；第二遍时捏三下后将皮肤向上提一下，称为捏三提一法。以后交替进行，即：自下而上顺序捏一遍，再用捏三提一法捏一遍，再顺序捏一遍，共 7 遍。具有调阴阳、理气血、通经络、和脏腑、培元气、壮身体的作用，常用于小儿先、后天不足的一些慢性病，如厌食、腹泻、呕吐、便秘、疳证等，也是小儿常用的保健手法。

（3）注意事项

1）小儿皮肤娇嫩，按摩时可选用油性较大的润肤乳作为介质，手法一定要轻柔，防止损伤皮肤。

2）要认真找出食欲差的原因，如伴有其他慢性病，要对症治疗。

3）小儿的饮食营养要合理、平衡，高蛋白、高脂肪不能摄入过量。

4）吃饭时保持良好的进餐情绪，不能打骂孩子，减少零食及冷饮。

5）要定期化验，检查孩子大便有无虫卵。发现虫卵及时服药驱虫。

6）操作手法要轻柔、次数不要太多。

专家提醒：

　　小儿推拿能消食导滞、燥湿运脾、益气健脾，从而增进食欲，强壮身体。一般宜在清晨空腹或饭前进行，每天 1 次，7天为 1 疗程，3 天后可再进行第 2 个疗程。但是，当小儿患有其他疾病，比如感冒发热等情况时，应暂停按摩或在医生的指导下进行。

19 小儿推拿如何治疗乳食积滞型厌食

　　乳食积滞型厌食多见于单纯饮乳积滞。又名乳滞、乳积、伤乳食。多因啼叫未已，急于哺乳；或患儿脾胃虚弱，哺乳不当所致。孩子可出现不思乳食，烦躁啼哭，睡眠不安，手足心热，口中气热，口腔常有乳酸或馊臭气味，或吐出未消化的奶片，脘腹胀满或疼痛拒按，泄泻，或大便干结或酸臭，舌质红，苔白厚或黄厚腻，脉象弦滑，指纹紫滞。食不知味，胃纳欠佳，脘痞腹胀，或有潮热、低热等症，日久失治，则形成虚羸。治宜消积导滞以治标，调理脾胃以治本。

　　推拿方法如下：

　　（1）孩子取坐位，家长用拇指桡侧端清脾经、清大肠各 100 次，推四横纹 100 次；再用拇指指腹面退六腑 100 次；最后用拇指指腹端揉板门 2 分钟，揉合谷穴 1 分钟，运水入土 50 次。

　　（2）取仰卧位，用掌摩法摩腹 3 分钟；再用拇指指腹端揉天枢穴 2分钟。

（3）取俯卧位，用双手拇指、食指自下而上捏脊 5 遍，再用禅推法推两侧脾俞、胃俞穴各 1 分钟。

20 小儿推拿如何治疗痰湿困脾型厌食

痰湿困脾的厌食患儿，表现为舌胖大，苔白而厚腻，体型偏胖，胃脘部痞满胀闷，特别是食后出现胃部胀满的感觉，纳呆，倦怠乏力，喜静懒言；大便不爽，有解不干净的感觉，并且大便不成形。禀赋遗传是痰湿体质形成的内在因素，并与进食生冷肥甘有密切关系。

推拿方法如下：

（1）孩子取坐位，家长用拇指桡侧端补脾经、补肾经各 100 次，推四横纹 100 次；再用食指、中指指腹面清天河水 100 次，用两拇指指腹端分推大横纹 50 次；最后用中指指腹端按外劳宫 50 次，揉一窝风 50 次。

（2）孩子取仰卧位，母亲用拇、食指捏神阙穴 1 分钟，以脐周皮肤微红为度；再用拇指指端持续按压足三里、丰隆穴各 2 分钟。

（3）孩子取俯卧位，母亲用双手拇、食指自下而上捏脊 5 遍。

21 小儿推拿如何治疗脾胃虚弱型厌食

小儿正处在生长发育阶段，脾胃功能还不健全。如果饮食上不加节制，饥一顿，饱一顿，不按时吃饭，或零食太多，都可影响脾胃功能，造成脾胃功能失调，脾胃虚弱等，日久则"面黄肌瘦"。脾胃虚弱型厌食患儿一般没什么食欲，不喜欢吃东西。稍进油腻食物或饮食稍多，大便次数就明显增多，伴有不消化食物，迁延反复，饮食减少，食后脘闷不舒，面色萎黄，神疲倦怠，舌淡苔白，脉细弱。脾胃虚弱会造成儿童微量元素缺乏，导致腹泻、厌食症；还会因为缺锌、缺钙导致抽搐；甚至造成缺铁性贫血、生长发育停滞。

推拿方法如下：

（1）孩子取坐位，家长用拇指桡侧端补脾经、补大肠、补肾经、补胃经各 100 次，推四横纹 100 次；再用中指指腹端揉一窝风、合谷、外劳宫各 1 分钟；最后用食指、中指指面推三关 100 次。

（2）也可取仰卧位，家长用掌揉法揉腹 5 分钟，重点在中脘、丹田穴；再用拇指指腹端按揉足三里穴 2 分钟。或取俯卧位，用双手拇指、食指捏脊 5 遍；再用禅推法推两侧脾俞、胃俞、大肠俞穴各 1 分钟，并用指擦法横擦以上背俞穴，以皮肤微红、微热为度。

22 "挑疳积"如何治疗厌食

两岁半的丫丫开春后胃口一直不好，看着原来的"小胖墩"都快瘦成干干瘪瘪的"小竹竿"了，整天精神萎靡，也不如以前活泼好动了，奶奶很是担心，于是带丫丫到医院检查，各项化验结果都正常，只是消化吸收不好。医生建议用"挑疳积"的方法给孩子治疗。

之后一个星期，丫丫的胃口果然好些了。两个星期后又去扎了一次"四缝"。之后孩子食欲大增，体重增加了，脸色也逐渐红润了。

四缝穴是仰掌伸指的时候，在第二至第五指掌侧，近端 1、2 节指关节的中央，一侧 4 个穴位。"挑疳积"就是医师用三棱针在幼儿双手四缝穴上扎几下，挤出少量黄白色透明黏液和小血珠。

专家提醒：

（1）单用针刺四缝治疗小儿厌食症每隔7天针1次，2次为1疗程，可明显改善小儿的食欲。也可配合天枢、足三里穴治疗厌食症，疗效显著。

（2）针刺四缝穴配合维生素 B_1 注射足三里穴治疗本病有促进人体代谢和营养血管神经的功能。

23 灯草灸如何治疗小儿厌食症

灯草灸具有疏风散寒、行气化痰作用，对消化不良、胃痛等疗效显著。《幼幼集成》中称之为幼科第一捷法。

操作方法：先轻揉耳背（左），促使局部充血，局部皮肤常规消毒，将浸泡桐油的灯心草点燃，烧灼所选的穴位或部位，手法必须迅速，一触及皮肤随即离去。术后以创可贴敷之，防水、防抓挠。7日后不效者再灸治1次。主治胃痛，消化不良，食欲不振。需要注意的是，对于邪已入里的实热证、久病体弱、久热消渴、阴虚火旺等证，均不宜采用此法。

24 中药经皮理疗如何治疗小儿厌食

中药虽然对小儿脾胃病证有良好的治疗效果，但口味欠佳，小儿服药困难，难以坚持，故传统中药及现代科技相结合的经皮理疗成为了新的治疗途径。穴位贴敷加以热疗，通过增加皮肤的通透性，产生允许生物大分子药物通过的生物通道，提高药物粒子的活化能和电趋向性，使中药药物粒子充分活化而达到药物向体内的有效转运，致使病所之药物浓度高于其他部位，从而起到调整肠胃功能，促进食欲的作用，达到治疗厌食症的目的。

操作方法：将中药浸片贴在神阙穴（脐的中间）及中脘穴上（脐上4寸），再将两个电极板固定于药贴片上，根据年龄调节治疗所需参数，开始理疗。治疗结束后，将药片固定于原穴位上2～4小时，以确保药物充分通过皮肤而持续吸收。每日更换一个药片。由于药物敷贴处较敏感，且易于透皮吸收，通过刺激神经使内脏功能得以恢复正常，从而达到治疗目的。

该治疗方法能在基本无损伤的治疗中取得疗效，且经皮给药避免了药物在肝脏的"首过效应"及胃肠道因素的干扰与降解作用，减少了个体差异，无药物浓度谷峰现象，避免了全身毒副作用。而且无痛、无创、安全、方便，患儿易接受，值得推荐。

25 穴位激光照射如何治疗小儿厌食

穴位激光照射法，是利用低功率激光束直接照射穴位以治疗疾病的方法，又称"激光针""激光针灸""光针"。激光是一种受激辐射而发出的光，又名"镭射"。1960年美国梅曼制成第一台激光器，我国1961年也生产出了自己的激光器。20世纪60年代中期，前西德学者将激光引入针灸领域，70年代我国开始推广应用，并对其进行了大量的基础和临床研究。目前，穴位激光照射法已被广泛应用于临床，治疗儿科多种急慢性病症。

激光具有单色性好、相干性强、方向性优和能量密度高等特点。目前常用的激光治疗仪有氦－氖激光（He-Ne）、二氧化碳激光（CO_2）、半导体激光（砷化镓）等。

操作方法：使用之前，必须检查地线是否接好、有无漏电等问题，然后方可使用。否则，易发生触电或致机器烧毁。确定好患儿要照射的部位，通常选脐部的神阙和脐上的中脘穴或背部的脾俞、胃俞穴，接通电源，He-Ne激光器应发射出红色的光束，若此时激光管不亮或出现闪辉现象时，表示启动电压过低，应立即断电，并将电流调节旋钮顺时针方向转1～2档，停1分钟后，再打开电源开关。切勿多次开闭电源开关，以免引起故障。经调整电流，使激光管发光稳定，然后将激光束的光斑对准需要照射的穴位直接垂直照射，光源至皮肤的距离为20～100cm，每次穴位照射5～10分钟，共计照射时间一般不超过20分钟，每日照射1次，10次为1个疗程。

专家提醒：

（1）避免直视激光束，以免损伤眼睛。

（2）照射部位的准确与否与疗效有密切关系，因此光束一定要对准需要照射的病灶或穴位，叮嘱患儿照射过程中切勿移动，以免照射不准。

（3）如果激光照射治疗中出现头晕、恶心、心悸等副作用，应在医生的指导下缩短照射的时间和次数，或终止治疗。

26 穴位红外线照射如何治疗小儿厌食

穴位红外线照射法，是指利用红外线辐射器在人体的经络腧穴上进行照射，产生温热效应，从而达到疏通经络、宣导气血作用以治疗疾病的方法。红外线即红外辐射，也叫热辐射，实际上是波长在0.76～1000μm 的电磁波。它是在可见光谱以外，人肉眼所看不见的光线。一般医用红外光谱的波长为0.76～1000μm。目前，临床常用红外线灸疗仪进行穴位红外线照射。

操作方法：首先接通 220V 交流电源，打开开关，指示灯亮后，预热 3～5 分钟；选取适当的体位，暴露照射部位，将辐射头对准照射部位（神阙或中脘处）；检查需要照射部位温度感觉是否正常，调整适当的照射距离，一般距离照射部位 30～50cm，治疗过程中，根据患者的感觉随时调节照射距离，以照射部位出现温热舒适的感觉、皮肤呈现桃红色均匀红斑为宜。每次照射时间 15～30 分钟，每日 1～2 次，10～20 次为 1 疗程。

专家提醒：

（1）防止烫伤，治疗期间要经常询问孩子的感觉，观察局部皮肤反应情况。

（2）照射过程中如有感觉过热、心慌、头晕等反应时，需立即告知医生。

（3）避免直接照射眼部，必要时用纱布遮盖双眼，以免损伤眼睛。

27 耳穴贴压结合小儿推拿如何治疗小儿厌食

小儿推拿治疗小儿厌食症能达到健脾益气、消食化积、开胃和中、增进食欲、促进吸收之功。结合耳穴贴压能够疏通络脉，平衡阴阳，交通心肾，调理气血，以达安和脏腑的作用。此方法操作安全、简便，避免小儿不爱吃药的困难，见效快，疗效好。

方法：①患儿坐位，取左手，给予补脾经 300 次，清胃经 300 次，揉板门 200 次，运内八卦 200 次。②患儿仰卧位，摩腹 3 分钟，揉中脘 50 次，揉足三里 200 次。③"捏三提一"法捏脊。每天 1 次，连续 7 天为 1 个疗程。休息 1 天，再做第二个疗程。对脊背皮肤感染及有紫癜病患儿禁用此法。

双侧耳郭胃、脾、交感、神门、内分泌、皮质下穴，选取 3 个穴位，将带药粒的胶布贴压于上。每天上午、下午及晚睡前各轻柔捏压药粒 1 遍，每遍每穴捏压 30 下，以耳郭热、胀、潮红为佳。3 天后再重新贴压其他 3 个耳穴。9 天为 1 个疗程，休息 2 天后继续下 1 个疗程，一般连续治疗 3 个疗程。

28 刮痧疗法如何治疗小儿厌食

刮痧是传统的自然疗法之一，它是以中医皮部理论为基础，以中医脏腑经络学说为指导，集针灸、按摩、点穴、拔罐等中医非药物疗法之所长，用牛角、玉石等器具在皮肤相关部位刮拭，以达到调整阴阳、舒筋活络、疏通经络、活血化瘀之目的，是一种既可保健又可治疗的自然疗法。刮痧疗法施术部位是人体的体表，属经络中的支部。

皮部是十二经脉及其络脉在体表的分区，它和经络不同之处在于经脉是呈线状分布，络脉是呈网状分布，皮部则是"面"的划分。所以，针刺主要在"点"，刮痧主要在"面"。皮部是经络在体表的反映。内在的病变可以在皮部有所表现，也可以通过皮部变化的视诊、触诊和问诊来判断了解内生的疾病之所在，刮痧的施术部位则在经络之皮部。其实穴位不仅是一个点的概念，而且是一个立体的部位，穴位在健康和疾病时的体表位置是不完全相同的，是变动的，但这种变动很少会离开该经相应的皮部范围。在皮部进行刮痧，接触皮肤面积比较大，刮痧施治的穴位不止一两个，有时甚至涉及几十个穴位，如在背部进行刮痧，即使穴位变动也不离其中。

取穴部位：脾俞、胃俞、胃仓、天枢、中脘、足三里。

操作步骤：

（1）背部：刮脾俞、胃俞、胃仓穴，至出现痧痕为止。

（2）腹部：刮天枢、中脘穴，至出现痧痕为止。

（3）下肢部：刮足三里穴。

刮痧时需要注意以下几点：

（1）刮痧时孩子一定要选择合适的体位。孩子的体位是否合适，对于正确的刮痧操作，防止晕刮和取得良好效果有很大的影响。一般以舒适且便于操作为原则。

（2）根据孩子的体位，选择适合的刮痧部位，尽量将其暴露；若刮痧部位不清洁，则用热毛巾、卫生纸巾或酒精棉球擦洗干净，预防感染。

（3）刮痧时应保持室内温度适宜，尤其是在冬季应避免伤风受寒；夏季应回避风扇、过堂风及空调直吹刮拭部位。

（4）刮痧时用力要均匀，使用轻手法刮拭，以孩子能承受为度，注意观察孩子面部表情及全身情况，随时调整刮痧治疗方案。有的患儿经过刮拭后不易出痧，不可大力重刮或长时间刮拭，不可强求出痧。

（5）刮痧后，患儿休息一会儿，并喝适量白开水，不宜立刻食用生冷食物或洗冷水澡。

（6）刮痧后痧斑未退，不宜在原处进行再次刮拭出痧。一般间隔3～5天，待痧消退后方可原部位再进行刮拭。

29 穴位敷贴法如何治疗小儿厌食

穴位敷贴是中医外治法的一种，指在某些穴位上敷贴药物，通过药物和腧穴的共同作用以治疗疾病的一种方法。穴位敷贴法是以脏腑经络学说为基础，通过辨证选取敷贴的腧穴，腧穴应少而精。

穴位敷贴法既有穴位刺激作用，又有皮肤组织对药物的直接吸收，因而具有双重治疗作用。药物经皮肤吸收，极少通过肝脏，也不经过消化道，可避免肝脏及各种消化酶、消化液对药物成分的分解破坏，从而使药物保持更多的有效成分；另一方面也避免了因药物对胃肠的刺激而产生的一些不良反应。因此，本法可以弥补药物内治的不足，一般无危险性和毒副作用，较为安全、简便，尤宜于小儿。穴位敷贴法与现代医学的"透皮给药系统"有许多相似之处。

凡是临床上有效的汤剂、丸剂，一般都可以熬膏或研末用作穴位敷贴来治疗相应疾病。常用的小儿厌食的穴位敷贴疗法有：

（1）用枳实、白术、砂仁各等份，共研细末备用。将上药用茶水调成丸，填肚脐，外用敷料贴封，敷药时为寅时（3～5时），连敷3日。一般1次见效，必要时连敷两次。用于厌食脾失健运证。

（2）生杏仁、栀子、小红枣各适量。上药药量均以女各7粒、男各8粒的药面，加黍米一小撮，制成膏药，贴于脐部。治疗食积、厌食症。

（3）生山楂9g，陈皮、白术各6g。将上药共为细末，填于患儿脐上，每日换药2次，连续3～5日。用于脾虚兼有食积的厌食症。

（4）生栀子9g，研末，加面粉、鸡蛋清共调成3个饼，分别敷于脐部或两足心，外贴胶布。用于食积化热的厌食症。

（5）五倍子（焙黄）9g，加醋适量，捣黏如膏，摊在纱布上敷于脐部或贴于囟门。适用于脾胃虚弱型厌食。

（6）胡黄连、陈皮、枳壳各 3g，三棱、莪术各 6g，谷芽 9g。研末。每晚取 10g，加醋润湿，敷贴于神阙穴及命门穴，晨起取下。1 日 1 次，用于厌食脾失健运证。

（7）牙皂 30g，砂仁、茯苓、焦麦芽、焦神曲、焦山楂、肉豆蔻各 12g，党参、白术各 10g，川厚朴 8g，广木香 6g，冰片 2g，麝香 0.4g。粉碎，以凡士林调成膏状。敷于中脘、气海穴上。1 日 1 次，3 次为 1 个疗程。用于脾胃气虚证。

30 中医近年来对小儿厌食症治疗的研究进展如何

当前，对人类危害较大的疾病谱群已由感染和营养失调等单因素性疾病，转向机体自身代谢和调控失常为主要谱群的多因素疾病，这类疾病往往难以寻找到导致疾病的直接因素，常常是多种因素互为因果，并导致机体多系统代谢与调控失常而发病。因此，中医药的辨证论治已成为医学界研究的要点和发展方向。

（1）从脾胃论治改善厌食症状

大多数医家认为脾胃虚弱致厌食，宜健脾开胃。方用党参、白术、山药、扁豆、陈皮、砂仁、谷芽、焦山楂、莱菔子、甘草加减调理脾胃。

（2）从肝脾论治改善厌食症状

将本病分为肝胃气滞型、肝胃不和型、肝郁脾虚型和肝郁食积型进行治疗。肝胃气滞型用柴胡、炒枳壳、郁金、佛手片、生麦芽、甘草疏肝理气；肝胃不和型用柴胡、炒白芍、延胡索、炒枳壳、半夏、炙鸡内金、生麦芽、甘草疏肝和胃；肝郁脾虚型用柴胡、白术、茯苓、炒白芍、谷芽、麦芽、车前子、陈皮、苍术、甘草疏肝健脾；肝郁食积型用柴胡、炒枳壳、焦山楂、神曲、谷芽、麦芽、槟榔、甘草疏肝化积。

（3）中成药治疗

有报道用健儿咀嚼片健脾助运，消食导滞，治疗总有效率96%。也有用儿康宁（党参、黄芪、白术、薏苡仁、麦冬）治疗厌食症；也有用健脾增食散、太子健冲剂增加厌食患儿尿D-木糖排泄率，增进食欲，增加体重，改善贫血及全身伴随症状，取得显著疗效。

（4）外治疗法

临床有用中药煎汤温洗双下肢膝以下部位，并不断搓揉足底、足背及腓肠肌，平肝清火，疏肝运脾，有效率达79%。也有运用逆运内八卦、补泻脾土、揉板门、摩腹、捏脊等各种手法启脾助运，开胃消食。有运用捏脊疗法同时配合穴位注射，刺激督脉，调理阴阳，疏理经络，畅通血脉，达到治疗厌食症的目的，取得较好疗效。还有以针刺四缝为主，配合天枢、足三里以健脾和胃、消食导滞。还有取脾、胃、肝、肾、交感、皮质下等双侧耳穴交替压王不留行子，治疗厌食症，其功效与内治之法相比，有异曲同工之妙。

31 中西医如何互补治疗小儿厌食症

临床采用中西医方法治疗疾病，相辅相成，互为补充，在治疗厌食症方面可取得更好的治疗效果。

临床有采用健脾平肝法（南沙参、北沙参、茯苓、川朴花、僵蚕、焦三仙、白芍、郁金各6g，苍术5g）配合甘草锌治疗小儿厌食症，疗效明显优于单纯服甘草锌或单纯用中药治疗的患儿。也有用儿康宁糖浆配合胃蛋白酶颗粒的研究，表明传统健脾助运、消食和胃的中药配用纯天然植物蛋白酶的矫味剂，使药物口感更好，更易被患儿接受，且临床疗效好，又无副作用。另外吗丁啉配合保和汤加减治疗小儿厌食症的研究发现，吗丁啉与保和汤并用有相辅相成作用。

NO.5

防治小儿厌食，家长是最好的保健医

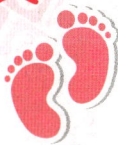

1 孩子得了厌食，家长怎么办呢

现在厌食发病率高达 40%，严重影响孩子的生长发育。要解决孩子吃饭问题，必须首先搞清楚导致孩子厌食的原因，以便对症处理。喂养方法不当是当前最突出的问题，在城市家庭尤为突出。要找原因，早纠正，才能帮助孩子尽早摆脱厌食的困扰。

（1）改善婴幼儿饮食单一化的问题

人体的生命活动需要消耗能量，小儿所需要的能量来自饮食中摄取的蛋白质、碳水化合物和脂类等。这些营养需要从各种食物中摄取。因此，膳食结构合理、平衡，才能保证孩子得到充足的营养，保证优质蛋白质的摄入，使孩子身体强壮结实。平时除食用富含动物性蛋白质的肉、蛋类外，还应适当多吃一些豆制品及蔬菜、瓜果等。

（2）进食要定时定量

不要养成小儿吃饭不定时，想吃就吃，一哭就给，边吃边玩的坏习惯。暴食伤身，人人皆知。尤其 3 岁以内的孩子，吃东西往往不会节制，不懂自我控制，遇上不爱吃的就吃得很少，或不肯吃，遇上喜欢吃的东西就"大吃特吃"，这样饥一顿饱一顿，很容易引起消化不良，造成积食。这种喂养方法会造成孩子消化功能紊乱，增加胃肠及肾脏的负担，影响食欲。

（3）甜食不要吃得太多

小孩子虽然喜欢甜食，但不宜多吃。中医认为，甜食会伤脾胃，影响食欲。每人每日必需的热量一般是稳定的，热量主要靠食物中的糖类、蛋白质和脂肪来供应，而且这三种营养是按比例"分工合作"负责热量的分配。糖类的主要作用是提供热量，几乎不含其他营养成分。据测定，每 1g 糖在体内可产生 4 千卡热量，所以吃糖过多会使人食量减少。因为单吃甜食时，热量已满足了身体的需要，机体也就不再产生饥饿感，食欲当然减退。结果身体里所需的热量虽然没有减少，但所需要的其他营养物质，如蛋白质、脂肪、维生素、矿物质、微量元素、膳食纤维等的供给就不足了，时间长了就会造成营养不良。另外，大量吃糖会消耗孩子体内的钙，还会削弱孩子的抵抗力，使孩子容易患各种疾病。

（4）饮食不宜过咸

食盐是我们膳食中不可缺少的调味品之一。但是，婴儿的饮食最好在 6 个月以后再加盐。因为孩子刚出生时，肾脏的功能尚不完善，到 5～6 个月才能逐渐发育得较为完善，部分孩子可能会到 1～2 岁，肾脏才能成熟到可以把进入体内多余的钠和氯排出体外。其实，母乳、牛奶等本身就含有一定量的钠和氯，已能满足 6 个月内婴儿的生理需要，不需要额外补充。6～12 个月的婴儿，每日食盐摄入量为 1g 左右，饮食一定要单独做。2 岁以上可以逐渐与成人等量。

（5）教育孩子远离零食

很多家长纵容孩子吃零食的行为，但是零食吃多了，到正餐时孩子食欲就不强；又因为正餐没有吃好，怕饿着孩子，就追加零食，这种恶性循环直接导致孩子厌食。孩子常吃零食，会破坏胃肠道的消化功能，容易引起胃肠道疾病，还会导致孩子肥胖或厌食。

（6）早餐一定要吃好

不少家长觉得早餐就是吃一点垫一垫，往往给孩子早餐吃得马马虎虎，但晚餐吃得非常丰盛，这是极其错误的。孩子经过一夜的睡眠，需要补充食物，只有吃好早餐，才能保证有充沛的精力从事上午的学习和活动。早餐吃得不好，上午就会感到饥肠辘辘，头晕脑涨，精力不容易集中。另一方面，早餐吃得少，午餐必然食量大增，容易造成胃肠负担过重。早餐的热量应占一天热能的30%以上，从质量上讲，早餐应该是高热量、高蛋白的食物为主。一般来说，需要有足够的肉、蛋或者奶制品，而且应该经常变换花样。

（7）养成良好的饮食习惯

有的孩子吃饭过快，因为吃得快，咀嚼不完全，唾液分泌不足，影响消化和营养成分的吸收。有的家长为了哄孩子吃饭，让孩子边吃饭边看电视、图画书等。由于吃饭时精神不集中，不仅饭菜吃不出味道，而且影响了消化液的分泌，时间一长，容易引起消化不良。有的孩子习惯边走边吃，或者孩子贪玩，家长在后面追着喂饭，这种习惯也非常不好，不但影响孩子消化，而且空气中的灰尘、有害气体等，会和食物一起吞咽下去，影响孩子的身体健康。

2 怎样让刚断奶的孩子爱上吃饭

刚断奶的孩子不好好吃饭，其主要原因是断奶与喂哺不得当。解决这个问题要从以下几方面着手：

（1）断奶应循序渐进

婴儿8～12个月时，完全进食乳品、代乳品及辅食，而停止母乳喂哺的方法，称为断奶。随着婴儿月龄的增长，母乳已经不能满足其生长发育的需求，同时婴儿的消化功能日趋完善，乳牙开始萌出，咀嚼功能增强，加之生后4～6个月逐渐添加辅食，已经能适应非流质饮食，因此婴儿8～12个月时可以完全断奶。但是婴儿从吃母乳到吃饭需要一个逐渐适应的过程。可先以辅助饮食代替母乳，最后以饭代替母乳，切忌

"一刀切"。从添加辅食到完全断奶的一段时期称为转奶期，在此期间应当逐渐减少哺乳次数，增加辅食量，并试用奶瓶或汤匙喂食。如果骤然断奶，婴儿很有可能因不适应而产生厌食、吐泻等病症。断乳最好在秋凉或春暖及婴儿身体健康的情况下进行，炎热的夏天和婴儿患病时不宜断乳。

（2）掌握婴儿辅食添加原则

无论母乳喂养、人工喂养还是混合喂养的婴儿，都应按时添加辅助食品，以满足婴儿生长发育的需要。尽管母乳是婴儿最合适的营养品，但6个月后，仅靠乳类食品难以满足婴儿生长发育和营养的需要，并且随着乳牙的萌出，婴儿的消化、吸收以及代谢功能也日趋完善，需要添加辅食，使婴儿的脾胃功能逐渐增强，以逐步适应普通食品的摄入，为断奶做准备。不同的喂养方式添加辅食的内容略有不同。母乳喂养儿是逐步添加配方奶或牛奶以完全替代母乳，同时引入其他食物；混合喂养或人工喂养儿是逐渐引入其他食物，最终使婴儿从单纯乳类饮食过渡到半固体和固体食物，完成到成人膳食的重大转变。在此过渡阶段和适应过程中，应逐步培养婴儿对各类食物的兴趣、自己进食能力以及良好的饮食习惯。婴儿辅助食品添加原则：①由少量到适量；②由稀到稠：即从流质开始到半流质固体；③由细到粗：如从菜汁到菜泥，乳牙萌出后可试食碎菜；④由一种到多种：适应一种食物后再添加另一种，不能同时添加几种；⑤婴儿患病和天气炎热时，应暂缓添加新品种。

（3）培养良好的饮食习惯

婴儿吃饭时容易受到外界因素的干扰，因此，给刚断奶的孩子喂食时，周围环境要整洁、安静，使孩子感到愉快，并能集中注意力，按顿把饭吃完。有些家长怕孩子不好好吃饭，使用玩具或讲故事哄着吃，甚至吓唬强迫孩子吃，这样做不但不能建立良好的吃饭习惯，反而会影响孩子胃肠活动，使消化液的分泌受到抑制，从而引起消化不良。有的孩子在吃饭时，喜欢说笑和相互打闹，食物很容易进入气管，导致呛咳、窒息，严重时还会危及生命。

（4）避免疾病的影响

孩子患病时，炎热的天气以及情绪变化，均可导致消化功能紊乱，造成孩子食欲低下，出现厌食。有的孩子可能感染寄生虫，也会伤害脾胃引起厌食。遇到这种情况，除及时就医外，在饮食上必须给孩子补充含铁、B 族维生素和维生素 C 多的食物，如肝、动物血、豆类、鸡蛋、绿叶菜、水果等。

3 孩子爱吃零食如何纠正

从营养学角度来说，零食是一把双刃剑——一方面，合理、适度地吃些零食，既有助于平衡膳食，也会给孩子的生活增添乐趣；另一方面，过量吃零食可导致孩子体重增加、营养不良，影响正餐胃口。根据每一类零食的营养特点和制作方式，我们将其划分为三个推荐等级，即"可经常食用""适当食用""限量食用"。

（1）"可经常食用"的零食

这些零食营养丰富，多为含有或添加低油、低盐、低糖的食品和饮料。这些食物既可提供一定的能量、膳食纤维、钙、铁、锌、维生素 C、维生素 E、维生素 A 等人体所必需的营养，又可避免摄取过量的油、糖和盐，这些零食属于有益于健康的零食。

（2）"适当食用"的零食

这些零食营养相对丰富，但是却含有或添加中等量的油、盐、糖等。

（3）"限量食用"的零食

这些零食含有或添加较多的油、盐、糖，提供的能量较多，但几乎不含其他营养。经常食用这样的零食会增加超重、高血压以及其他慢性病的风险。

过量吃零食是不良的饮食习惯，为了孩子的健康发育，必须予以纠正。首先，应该有计划地逐步减少孩子的零食，除了饭后给孩子少量吃些糖果和水果之类的食品外，其余时间最好不要吃，更不要在饭前吃。其次，应把孩子一日三餐的饭菜做得丰富可口一些，要经常扩大食物品种，鼓励孩子不断尝试一些新的食物，调动孩子的食欲。如果孩子不肯吃饭，可以让他稍微饿一饿肚子再给他吃，千万不要急于向他塞零食。在午饭与晚饭之间的一段较长的时间里，可以在规定时间让孩子吃一些他们喜欢吃的食物，但不要吃得太多，以免影响食欲。

4 纠正孩子偏食习惯有利健康吗

偏食是一种不良的饮食习惯，不利于孩子摄取正常身体需要的营养。这是一种较普遍的现象，而且城市儿童的发生率明显高于农村儿童。纠正儿童偏食的不良习惯，可采取以下措施：

（1）启发教育，耐心说服。保证食物品种多样化，提高孩子对各种食物的兴趣。有针对性地对孩子讲述这些食物的优点和对身体的好处，启发孩子由被动吃变为主动吃。

（2）身教重于言教。家长为孩子做出榜样，首先家长自己不能挑食。在孩子进食有进步时，要及时表扬和鼓励，切忌打骂、强迫孩子，以防他们产生拒食情绪。

（3）对孩子不爱吃的食物，应精心烹调，尽量做到色、香、味、形俱佳，还可将其掺入孩子喜爱吃的食物中，使之逐步适应。

5 如何改变孩子挑食的毛病

吃饭挑挑拣拣，也是一种不良的饮食习惯，常可导致某些营养的摄入不足或过剩而影响身体健康。常见表现有：不爱喝奶、不爱吃蔬菜、不爱吃荤菜、不爱吃豆制品、不爱吃水果，或只爱吃菜不爱吃饭、只吃饭不爱吃菜，嗜好油炸食品如炸鸡腿鸡翅、炸猪排、炸薯条，嗜好饮料、甜食等。家长要根据具体情况，选择具体对策，如扩大食物品种、改变烹调方法等；也可采用以素带荤、荤素合一等烹调方法来改变孩子挑食的习惯。

6 良好的饮食习惯有助于孩子的成长吗

培养孩子良好的饮食习惯，有助于提高孩子机体免疫力，为健康成长打基础。要使孩子养成良好的饮食习惯，以下几点家长们需要注意：

（1）进食前，不要让孩子做剧烈运动。进食时，注意力要集中，不要逗引孩子大笑，也不要惹孩子哭闹，更不宜边走边吃，边吃边玩。

（2）当孩子不认真吃饭时，家长要循循善诱，不要训斥、恐吓、打骂，因为保持心情舒畅能使孩子对食物产生兴趣和好感，从而引起他的食欲，促进消化液分泌。

（3）教育孩子进食不宜过急，不要暴饮暴食，要细细咀嚼，以利于食物消化和吸收。

（4）有意识地训练孩子吃各种类型的食物，但要以少糖、少盐、少酱油、少味精、多醋为原则，避免饮食过咸和过甜，避免偏食和择食。

7 哪些食物孩子不宜多吃

（1）有机酸含量高的食物，如菠菜、梨、浓茶等。这类食物中含有大量泛酸、植酸、草酸、鞣酸等有机酸，这些酸性食物与它们自身含量很高的铁、锌、钙紧密结合，不仅不能被机体利用，还会在胃肠与其他食物中的铁、锌、钙相遇时迅速与它们结合形成稳定的化合物而排出体外。传统上人们认为菠菜补血，喝梨水、浓茶助消化、去火的观点是不正确的，这些做法可能会导致贫血、佝偻病的出现。

（2）含有糖精、香精、色素等添加剂的食品，如果冻、泡泡糖、方便面、甜饮料等。这类食物真正的营养物质含量并不多，而其中的糖精、甜味剂、着色剂、香精等添加剂不利于儿童健康。比如果冻是由增稠剂、香精、着色剂、甜味剂等配制而成，这些物质多吃或常吃会影响孩子的生长发育和智力健康。方便面虽然实用方便，但最大的弊端在于缺乏蛋白质、脂肪、维生素以及微量元素，而这些恰恰是孩子生长发育必不可少的，因此绝对不能让方便面成为孩子的主食，否则可诱发营养不良，危害孩子的身体与智力发育。食物中的糖精属于化学制品，主要成分是糖精钠，并没有什么营养价值，短时间内大量食用可能引起血小板减少而造成急性大出血，多脏器损害等，甚至引发恶性中毒事件。味精含有谷氨酸钠，大量食用可造成缺锌、肝细胞损害。

（3）兴奋神经及含激素的食品，如可乐、咖啡、巧克力等。这类食品对人体中枢神经系统有兴奋作用，使儿童焦虑不安，心跳加快，难以入睡等。咖啡含有较多的咖啡因，而咖啡因有阻碍婴儿骨骼发育的不良作用，故经常喝咖啡、吃咖啡糖果或咖啡饼干的孩子，有身材矮小的危险，家长一定要当心。巧克力还可在体内产生过敏反应，使膀胱壁膨胀、容量减少、平滑肌变得粗糙、产生痉挛，同时这一过敏反应又使孩子睡得过深，使其在尿液充盈时不能及时醒来，于是造成尿床，因此孩子临睡前应少吃或不吃巧克力。有的家长喜欢给孩子吃人参、虫草、蜂王浆等这类补品，认为能够滋养身体，健脑益智，殊不知这类补品含有促进激素分泌的作用，经常食用会导致性早熟、影响身体正常发育。孩子不宜服用补品，必须服用时，应根据具体情况由医生决定。

（4）含有致癌物质及防腐剂和添加剂的食物，如咸鱼、烤羊肉串、爆米花、罐头八宝粥等。咸鱼中含有大量二甲基亚硝酸盐，这种物质进入人体后会转化为致癌性很强的二甲基亚硝胺，该物质对人体危害很大，孩子最好不要食用。罐头食品中的添加剂，对处于生长发育阶段的孩子有很大影响，还容易造成慢性中毒，因此孩子不宜多吃罐头食品。爆米花中铅含量很高，铅进入人体，损害人体的神经、消化、造血系统功能。烧烤食物及烟熏食品中也含有较多致癌物质。肉类在烧烤过程中虽能散发出诱人的香味，但是维生素会遭到破坏，蛋白质发生变性，氨基酸也同样遭到破坏，严重影响营养物质的摄入；另外，在烧烤的环境中，会有一些致癌物质，通过皮肤、呼吸道、消化道等途径进入人体而诱发癌症。烧烤外焦里嫩，有的肉里面还没有熟透，甚至中间部分还是生肉，孩子吃了很可能会感染寄生虫。此外，瓜果蔬菜上残留的杀虫剂及农药也应当引起注意。

（5）酸性食物，如各种肉、蛋及糖类等。这类食物正是我们平常所说的"高营养食品"，很多家长会把这些作为孩子的首选食物。酸性食物并非指食物的味道，而是指其性质，它们进入人体后的最终代谢产物为酸性成分，可使血液成酸性，改变血液正常的酸碱平衡状态，形成酸性体质，从而使参与大脑正常发育和维持大脑生理功能的钾、钙、镁、锌等元素大量消耗，引起思维紊乱，使孩子患上孤独症。家长应当为孩子调整三餐结构，适当降低所谓"高营养食品"的比重，增加蔬菜、水果等食物。

（6）高脂肪食品，如鸡蛋、猪肝、葵花籽以及各类坚果等。这些食品虽然本身营养价值较高，但鸡蛋、猪肝中胆固醇含量高，而且不易消化，成长期儿童多吃后，患心脏血管疾病的危险性显著增加。葵花籽中不饱和脂肪酸含量高，多吃会消耗体内大量胆碱，从而影响人体肝脏细胞解毒功能。坚果类食品本身富含优质的植物蛋白、钾、镁、磷、钙、铁、锌、铜等矿物质，也是维生素E、维生素B_1、维生素B_2、叶酸、烟酸以及膳食纤维的良好来源，但这些坚果一旦穿上油脂、糖、盐的"外衣"，就只能"适当食用"了，例如琥珀桃仁、鱼皮花生、盐焗腰果等。

（7）精白米、精面粉。现在市场上供应的大米和面粉都是精制的，外观雪白，香糯可口，颇受孩子欢迎，但从营养学上来讲，精白米、面粉的营养价值却不如粗米和标准面粉，尤其易缺乏维生素B_1。维生素B_1主要存在于谷物表面的糊粉层以及胚芽中，在谷粒碾磨加工成精白米、精面粉时，较多的维生素B_1会随着糠麸一起被分离下来，白白丢失掉。因此，长期吃精白米、精面粉的幼儿可能出现维生素B_1缺乏。家长应当注意给孩子吃得粗杂一些，比如全麦面包、多谷面包、燕麦片、玉米和一些豆类食品如赤豆、绿豆等。但需要注意的是，向孩子提供的粗杂粮并非越多越好，过多的膳食纤维会影响孩子对其他营养成分的吸收和利用。

专家提醒：

儿童的饮食应多样化，要做到膳食平衡，养成良好的生活习惯，鱼、瘦肉、紫菜、海带、动物内脏、新鲜的蔬菜和水果都有益于孩子健康。一般来说，每个孩子每天最好应该食用9种不同的果蔬，来保证身体营养平衡。近年来，国内外研究提出，小麦、洋葱、蒜头、芦荟等因富含酪氨酸和锗等而明显有益于儿童大脑细胞发育，家长们应该让孩子多吃这类的食物。

8 不吃饭、爱出汗，这样的孩子缺钙吗

钙是人体重要的矿物质营养要素。99% 的钙存在于人的骨骼中，其他 1% 存在于血液、间质液及细胞内液。当血清钙含量较低时，有的孩子会胃口差，易出汗，而且肌肉、神经兴奋性增强，进而出现手脚抽动的现象。缺钙的孩子还会出现夜间磨牙、易惊现象。

当孩子出现下面一些症状时，就应诊断为缺钙：①不易入睡或不易进入深睡状态，入睡后爱啼哭、易惊醒，入睡后多汗；②阵发性腹痛、腹泻，抽筋，胸骨疼痛，"X" 型腿，"O" 型腿，鸡胸；③指甲灰白或有白痕；④厌食、偏食；⑤白天烦躁、坐立不安；⑥智力发育迟、说话晚，学步晚，出牙晚，牙齿排列稀疏、不整齐、不紧密，牙齿黑呈尖形或锯齿形；头发稀疏；健康状况不好，容易感冒等。

缺钙的孩子大多因喂养不当或疾病因素，导致脾胃运化失常影响食欲，厌食又会加重缺钙症状，形成恶性循环。家长需要改善孩子食欲，增加营养摄入量，让孩子多吃富含钙质的食物，如牛奶、豆类、瘦肉、鸡蛋、绿叶蔬菜等，缺钙情况就会好转。

9 厌食的孩子会缺铁吗

缺铁性贫血是小儿时期常见的营养缺乏病之一，尤其是 2 岁以下的婴幼儿多见。贫血的原因有很多，与生长速度、喂养不当、铁摄入不足以及消化道慢性失血、不良饮食习惯等因素有关。长期缺铁除可引起贫血外，对小儿生长发育及机体各组织器官的功能均有一定影响，在婴幼儿期可表现为面色苍白，神情淡漠，反应差或烦躁不安，抵抗力下降。

较大的孩子会出现行为异常，智力低下，注意力不集中，多动，理解和记忆力减退，厌食，异食癖，心悸等症状。

缺铁性贫血的饮食疗法主要是在平衡膳食的基础上，根据不同年龄，不同生理状况来调整蛋白质、铁、维生素C、维生素B_2、叶酸等与造血有关的营养，并配合药物达到纠正贫血的目的。在饮食治疗方面需要注意以下几点：

（1）供给含铁丰富的食物和足够的蛋白质。食物中铁的存在形式有两大类，即血红素铁和非血红素铁，血红素铁存在于动物性食品中，如动物肝脏、血、肉类、禽类、鱼类等，血红素铁在体内吸收好，生物利用率高，不易受饮食中其他成分的影响，其吸收率为20%～22%。非血红素铁存在于植物中，如蔬菜类、谷类等，其吸收受植酸、草酸、磷酸、碳酸以及植物纤维等因素的影响，吸收率很低，一般都在10%以下。因此，补铁首先考虑选择富含血红素铁的动物肝脏、血和肉类。

（2）增加维生素C摄入。维生素C属于强还原剂，能使食物中的高铁还原为亚铁，促进植物性食物中非血红素铁的吸收，故在进餐时同时食用含维生素C丰富的水果或新鲜果汁，可使铁的吸收率提高数倍。或者服用维生素C片剂50～100mg。

（3）动植物性食物混合摄取。因为各种食物之间对铁的吸收有相互作用，特别是肉类食物可促使植物性食物中非铁血红素的吸收。另外，不要将补铁食物集中在一顿食用，可将其分配于三餐与其他食物混合食用，这样可提高铁的吸收率。

（4）不要在进餐时或餐后立刻服用抗生素及各种抑酸剂，或碳酸钙之类的补钙剂，因为这些药品可影响食物中铁的吸收。另外，咖啡和茶叶中的鞣酸也会影响食物中铁的吸收，故不要让小儿服用这些饮料。

（5）食疗时，可考虑选用有补血功效的食物，如赤豆、红枣、桂圆、枸杞、芝麻、百合、黑木耳等。

10 地图舌与厌食有关吗

地图舌是舌苔的不规则剥脱，边缘突起，界限清楚，形似地图，舌苔剥脱的部位有时会有转移变化。地图舌是由于舌黏膜上皮（丝状乳头）剥脱所致，深部组织并不受影响。6个月以后的婴幼儿和儿童常可见到。可持续数年，孩子无疼痛、流涎或其他不适感。

按中医辨证，舌苔剥脱部位多与舌面脏腑分布相应，如舌苔前剥，多为肺阴不足；舌苔中剥，多为胃阴不足；舌苔根剥，多为肾阴枯竭。地图舌以舌苔中部剥脱者多见，属于脾胃阴虚证。地图状花斑舌多是由于患儿素体阴虚或病后伤阴，导致脾胃阴虚，脾胃受纳运化功能失常，阴液不足，不能濡润舌体所致，可伴有厌食症状。由于导致脾胃阴虚的原因不同，损伤的程度亦有轻重。治疗应以健脾养胃育阴为主，经过适当的调理是可以治愈的。

11 感冒痊愈后，孩子为什么不爱吃饭

感冒发热的时候，大脑的活动会受到影响，当交感神经兴奋时，下丘脑的饱感中枢就会发挥作用，发热儿童的食欲就会受到抑制。同时，所感染的病原微生物对胃肠道功能也会产生影响，使消化酶的分泌减少，胃肠的蠕动减低，胃肠功能紊乱，孩子会表现为食欲不好，没有胃口。此外，发热时消化系统的交感神经机能活动占优势，表现为消化液分泌减少，胃肠运动机能显著减弱。唾液分泌量减少时，孩子会出现口干，助长口腔内细菌的生长繁殖，容易引起舌炎或齿龈炎。

发热时孩子口腔会有异味，这是由于口腔黏膜经常有上皮脱落，这

些脱落的上皮被口腔内的细菌分解腐败，可影响食欲。发热的孩子经常会有饱胀感和便秘，这是由于胃肠道的消化液分泌减少，胃肠运动减弱，加上感染所产生的毒素对胃肠道的直接作用，导致胃肠壁充血、水肿，消化酶缺乏，使食物和肠内容物较长时间停留在胃肠道中，阻碍消化吸收，肠内容物腐败发酵过程增强，气体在肠内积存而引起鼓肠（肠胀气）。这些情况有时可以随感冒症状的缓解而恢复正常，有时感冒症状已缓解，体温也恢复正常，但胃肠功能的恢复却需要较长时间。

鉴于发热时孩子消化系统机能存在的显著改变，在病因治疗的同时，应该注意口腔卫生，积极补充水分，给予清淡易消化的食物，注意选择性凉或性平的食物与水果，对孩子发热的情况更为适宜。在感冒高热之后的一段时间，也要注意给孩子吃些清淡、容易消化、脂肪较少的食物，如牛奶、米粥、面条、蛋汤、新鲜蔬菜和水果等。中医讲的"发"的食物也不宜在发热时食用，如香菇、蘑菇、南瓜、海鲜等。如果孩子厌食症状明显，可给予调理小儿脾胃、促进消化的中药制剂，也可适当给予吗丁啉促胃动力药，均能收到较好的效果。

12 怎样对待孩子出现的食欲减退

非疾病因素而食欲明显减退，孩子也会出现精神和机体上的变化。精神表现为表情淡漠，注意力涣散，学习成绩退步；机体变化为体重明显下降，毛发增多，体温下降，心率慢，血压偏低。女孩可引起闭经或月经延迟、心脏变小等。

纠正这些非疾病因素引起的厌食症应从下列几方面着手：

（1）定时进餐，适当控制零食

定时进餐，控制食量。从婴儿时期起就要注意进食要定时定量，一般儿童每日 3 餐，每餐间隔 4～5 小时；幼儿每日 4 餐，每餐间隔 3～4

小时。这样才能使孩子产生正常的空腹感，促进胃液正常分泌。1岁以后则应培养孩子自己进食的能力，以提高他们对食物的兴趣。

小儿正餐包括早餐、中餐、午后点心和晚餐，三餐一点形成规律，消化系统才能有劳有逸地"工作"，到正餐的时候，就会渴望进食。完全不让孩子吃零食是不现实的，关键是零食吃得不能过多，不能影响正餐，更不能代替正餐。零食不能想吃就吃，应该安排在两餐之间，或餐后进行，否则会影响食欲。

（2）节制冷饮和甜食

很多孩子一到夏天就离不开冷饮，如冰棍、冰激凌、冰镇可乐等。中医认为冷饮损伤脾胃，西医认为冷饮会降低消化道功能，影响消化液的分泌。而且孩子的肠管相对成人长而薄，肠系膜松弛而固定能力差，一旦受到冷饮刺激，可能导致肠管平滑肌痉挛和蠕动增强，进而诱发肠套叠，造成肠道梗阻而危及生命。夏季孩子吃冷饮要慎重，切忌放纵。一旦出现腹痛、呕吐等症状，应立即就医。

甜食口感好，味道香，加之包装精美、做工精致，孩子都爱吃，对孩子是一种"挡不住的诱惑"，但甜食吃得过多也会影响胃的蠕动，孩子一直处于"饱腹感"状态，影响吃正餐。如果长时间嗜食甜食会让孩子情绪失常，表现为激动好哭，打闹毁物，爱发脾气，打架斗殴等，医学上称之为"嗜糖性精神烦躁症"。有研究表明，由于糖分摄取过多，也会致使大量维生素 B_1 因帮助糖分代谢而消耗掉，从而引起维生素 B_1 缺乏而产生上述神经系统的症状。因此要限制孩子吃甜食，且最好安排在两餐之间或餐后1小时内。

（3）饮食合理搭配

小儿生长发育所需的营养物质要靠从食物中摄取，注意各类食物的合理搭配及营养的比例，以求均衡饮食。每天不仅吃肉、乳、蛋、豆，还要吃五谷杂粮、蔬菜、水果。每餐要求荤素、粗细、干稀搭配，如果搭配不当，会影响小儿的食欲。常见的食品可分成以下六组：粮食组，蔬菜组，水果组，动物性食品组，奶及奶制品组、大豆及豆制品组，油脂和糖组。

如果荤菜量过高，破坏了动物性食品组与蔬菜组之间的平衡，胃排空的时间就会延长，过量摄入不仅造成浪费，影响下次进餐时的食欲，而且易致酸性体质。粮食、蔬菜等组食物摄入过高或过低，都会破坏各组间平衡，身体得不到平衡营养，健康就无保障。比如粗粮、蔬菜、水果吃得少，消化道内纤维素少，容易引起便秘，也会影响食欲。此外，有些水果过量食入会产生副作用。如橘子吃多了"上火"，梨吃多了损伤脾胃，柿子吃多了便秘，这些因素都会直接或间接地影响食欲。因此，只有按比例摄入各组食物，才能获得平衡营养。每日蛋白质、脂肪与碳水化合物的比例应当维持在 $1:3:6$ 的水平。

（4）讲究烹调方法

经过烹调，食物的结构变了，变得易于消化吸收。但烹制食物，一定要适合孩子的年龄特点。对于刚断奶的孩子要求饭菜做得细、软、烂，比如蔬菜宜切成细丝、小片、小丁，肉类要煮烂，食前要去骨、切碎，有核食物去核，使孩子容易进食、容易消化、容易吸收；随着年龄的增长，咀嚼能力增强了，饭菜加工可逐渐由细变粗，由软变硬；为了促进食欲，烹饪时要注意食物的色、香、味、形，这样才能提高孩子的就餐兴趣。

（5）防止挑食和偏食

吃菜挑挑拣拣，应该说是正常的事，因为每个人都会有自己喜欢的口味，正所谓"萝卜青菜各有所爱"。但是，如果在菜谱中缺少一个或一个以上食品组，或摄入食物的总数太少，远远达不到15个食物品种，或有选择性地大量摄入某些食物，如重油类食物、甜食、饮料等，就可称之为挑食、偏食。

挑食和偏食影响小儿从多种食物中摄取机体所需要的营养，导致某些营养的摄入不足或过剩，对身体发育十分不利。常见的有不爱喝奶、不爱吃蔬菜、不爱吃荤菜、不爱吃豆制品、不爱吃水果、只爱吃菜不爱吃饭、只吃饭不爱吃菜、嗜好油炸食品、嗜好碳酸饮料和甜食等。

要纠正这一不良的饮食习惯，应该从正面教育入手，家长要根据具体情况，选择具体对策。①家长不要把自己的偏嗜带给孩子，不要当着孩子面拒绝吃自己不喜欢的食物；②对孩子喜欢吃的饭菜要适当地加以限制，防止过度饮食损伤脾胃；③饭菜花样丰富，蔬菜新鲜，色彩搭配艳丽，使孩子有视觉新鲜感，经常鼓励孩子要扩大食物品种，提高孩子的食欲。

（6）保证充足睡眠

睡得好才能吃得香，这个道理对孩子也是适用的。足够的睡眠是保证小儿健康成长的条件之一。在睡眠过程中，人体对氧和能量的消耗最小，有利于重要器官功能的恢复及消除疲劳。小儿睡眠时分泌较多的生长激素，加速全身各组织的生长，特别是骨骼的生长。睡眠是大脑皮质的抑制过程，对神经系统有保护作用。由于小儿中枢神经发育还不完善，神经细胞容易疲劳，而充足和深沉的睡眠不仅可保持神经细胞旺盛的活力，使孩子情绪愉悦，还能促进食欲，有利于孩子的生长发育。相反，如果孩子睡眠不足，就会出现烦躁、易怒、食欲减退、体重减轻、生长发育迟缓。

孩子的睡眠时间与年龄呈反比，即年龄越小，睡眠时间越长。要保证小儿有充足的睡眠，睡前的护理非常重要。一般来说，睡得好的孩子清晨会自然醒，精神状态好，精力充沛，活泼好动，食欲正常，体重及身高达标。为了让孩子有良好的睡眠，需要控制以下一些会影响孩子睡眠的因素：①睡前不宜剧烈运动，过度兴奋；②室内保持空气流通，坚持四季都要经常开窗通风；③选用适宜的被褥；④晚餐不宜吃得太多太胀，孩子胃不和则卧不安；⑤合理安排作息时间；⑥半岁以上的小儿尽量不在夜间进食。

（7）适度进行体育锻炼

为保持孩子旺盛的食欲，身体的活动和锻炼是必不可少的。室内和户外都可以进行活动和锻炼。在锻炼中孩子的皮肤、呼吸道黏膜经常受到冷热的刺激，加强对外界气温改变的适应性，并可加速皮肤的血液循环，从而增强免疫功能，减少呼吸道反复感染，保持身体健康，促进生长。增加孩子户外活动的时间，参加力所能及的劳动及轻微的家务，积极参加体育锻炼，可以使新陈代谢及能量消耗增加，促进消化吸收的功能，使孩子食欲增加，消化液分泌增多，胃肠蠕动增加，从而吸收更多的营养，以满足孩子身体运动及生长发育的需要。

孩子体育锻炼的内容必须根据年龄的特点及个体差异，做到因人而异，要掌握循序渐进的原则，从简到繁，时间由短到长。同时注意，孩子体育锻炼后，要安静休息或做整理活动20～30分钟后再进餐。由于运动时消耗增多，应供给足够的营养，满足各种营养及热能的需要。出汗多的孩子可以少量喝一点糖盐水，否则会因为口干舌燥而不愿吃饭，但绝不能喝碳酸饮料，不能过量饮水，否则会中和或冲淡胃液。

专家提醒：

有报道曾对1～7岁患有小儿厌食症的儿童进行调查，发现仅有17%的儿童厌食症是因为疾病造成的，而83%的患儿都是因为饮食结构不合理、饮食习惯不良所致。因此改变不良饮食习惯，是治疗厌食症的关键。

13 如何做到平衡饮食不患厌食

参照国家颁发的平衡膳食标准，应按照荤素巧搭配、粗细巧搭配等原则达到营养平衡。在搭配菜肴的时候，花色品种多样化，荤素相配比例要合理，在味道和营养上，要很好地融合和补充，烹调讲究色香味，以引起孩子兴趣，促进食欲。生活中要为孩子适当增加粗粮和薯类，比如糙米、玉米、小米、土豆和红薯等，不仅丰富了口感，也丰富了营养的摄入。

如果家长不注意饮食的结构，不能按照国家颁发的平衡膳食标准来合理安排一日三餐，孩子就不能按比例摄取各种营养。最常见的不合理食物结构有以下几种：

（1）"三高一低"的食物结构，即"高热能、高蛋白、高脂肪及低膳食纤维"。这种饮食结构以洋快餐为代表，长期的"三高一低"饮食，会导致现代文明病，如高血压、肥胖、糖尿病、高血脂、心血管疾病及某些肠道癌症的高发。这种饮食结构是不合理的，提供的营养也是不合理的。

（2）"三高两低"的食物结构，即除上述的"三高一低"之外，还存在主食摄入太少，造成低碳水化合物，其结果与上述相似。其表现为在生活中荤菜或油炸食品吃得过多，但饭和蔬菜吃得很少。

（3）"二高二低"的食物结构，即高蛋白、高脂肪、低碳水化合物、低膳食纤维。由于荤菜摄取过多，谷物类很少，所以能量的摄取不一定很高。凡荤菜吃得过多的饮食结构，容易产生酸性体质，严重时可发生酸中毒。

（4）"一高两低"的食物结构，即高蛋白、低热能、低碳水化合物。有些女孩平时饭吃得很少，只喜欢吃瘦肉、虾蟹以及少量蔬菜水果。这种饮食结构提供较多的蛋白质，但热能不足。其他营养如维生素和微量元素都严重不足，其结果是孩子不仅会变得消瘦，而且会导致营养不良或生长发育迟缓，过多的蛋白质分解会加重肝肾的负担，也白白浪费了宝贵的蛋白质资源。

总之，所有不均衡的饮食结构，都不能提供合理的营养，合理营养只能来自按照科学安排的均衡饮食的食物结构，也只有合理营养才能促进健康，凡是持有"适口者珍"以及"随心所欲"饮食观的家长，都已偏离合理营养的主道，对健康都是不利的。

专家提醒：

食品温度应适宜、软硬适中，易为孩子所接受，尽量让孩子的食品范围扩大，解决好膳食平衡，养成良好的健康饮食习惯，定时、定点、定量进食，注意培养饮食卫生习惯，避免孩子多吃、贪吃零食，防止挑食、偏食和暴饮暴食、饥饱不匀等不良习惯，定期为孩子做微量元素检查，必要的情况下要进行膳食营养补充。合理膳食，定期检查，有助于杜绝小儿厌食的发生。

14 如何防范因疾病引起厌食

小儿难免会生病，常见的有反复呼吸道感染及消化道腹泻等。这些疾病也是影响小儿正常生长发育的危险因素之一。孩子患病会直接影响营养的吸收，如腹泻后不仅丢失大量的营养，而且消化吸收液分泌减少，食欲减退；孩子发热时会抑制消化酶的分泌；咽部与扁桃体发炎造成吞咽食物时疼痛、困难而影响进食；疾病后使用抗生素如红霉素，可使体内正常菌群数目明显减少，并造成对胃肠道的刺激而降低消化道的活动，影响消化酶分泌功能。有的孩子胃口时好时坏，甚至有的胃口一直不好，这些都可能与经常生病有关，因此，要使孩子保持良好的食欲，应首先针对原发病进行治疗，去除影响胃肠道功能的病因，孩子才能恢复正常的消化吸收功能，促进食欲的恢复。

若因消化道疾病引起厌食，可使用促进胃肠道运动的药物，如吗丁啉；或给予助消化的酶类药物，如胃酶、多酶片等。若因感染引起孩子厌食，应在控制感染治疗的前提下，给患儿容易消化、营养丰富的饮食，帮助患儿度过疾病期。一般情况下原发病控制后，食欲会逐步好转恢复正常。

此外，防止孩子因疾病引起厌食，必须注意预防疾病，主要的防病措施有：

（1）婴幼儿添加辅食应正确掌握四个基本原则：即及时原则、营养充足原则、恰当原则和个体化原则。熟悉不同月龄辅食添加目的，掌握具体方法。

（2）家长应掌握人性化的喂养方法，从小注意与孩子有目光的交流，语言表扬与鼓励，细致耐心的喂哺态度，有效的示范，并敏感地发现孩子饥饿与吃饱的信号。

（3）经常进行户外活动，照射阳光，促使皮肤产生维生素 D，有利于钙、磷的吸收。

（4）加强婴幼儿的饮食卫生，不吃生冷、不洁以及不适合婴幼儿吃的食物。

（5）经常开窗通风，保持室内空气清洁新鲜。

（6）在护理上注意不要让孩子过分保暖。少带孩子到人多拥挤的场所，以减少感染疾病的机会。

（7）体弱儿在冬春季可服用鱼肝油制剂，增加呼吸道和消化道的抵抗力。

15 如何采用心理疗法治疗小儿厌食

精神因素是导致厌食的主要因素之一。常言道"心病还需心药医"，家长学习掌握一定儿童心理卫生知识很有必要。

（1）表率作用

如果家长挑食偏食，常常会影响到孩子，因此家长要养成良好的生活习惯，克服挑食偏食的习惯，带头吃多样化食品，以言传身教的方式来影响孩子。

（2）说服教育

掌握和了解各种食物的营养价值，用孩子喜欢接受的方式告知孩子丰富的食物对身体生长发育起到的作用。不给孩子造成强迫进食的压力。

（3）激发兴趣

花样丰富、色彩鲜艳的饭菜，可以冲击孩子的视觉和味觉，通过孩子的视觉、嗅觉来激发孩子的食欲和兴趣。讲究合理的蔬菜烹调方法，保持蔬菜特有的色泽明艳和鲜嫩爽脆的特点，以得到孩子的喜欢。

（4）适应疗法

把不爱吃而营养又丰富的食物，掺在孩子最爱吃的食物中，使孩子逐渐适应。如有些孩子不喜欢胡萝卜的气味，可以挑选不同品种的胡萝卜来试试，同时可将胡萝卜与肉一起煮，不仅味道好，而且有利于胡萝卜素的吸收。

（5）授以方法

让孩子对不曾见过或食用过的某种食物，产生信心和兴趣，使之喜欢吃。一般来说，每天应提供3～5种蔬菜，并注意经常更换品种。家长要有意识地让孩子品尝四季时鲜蔬菜，不断增加蔬菜品种，这不仅培养了孩子进食多样化食品的良好习惯，而且让孩子从不同的蔬菜中获得了丰富的营养。

16 小儿免疫功能下降与厌食有关吗

食物是人体生命的基础。人体的生长发育、维持正常的生理机能、进行各种活动都必须依靠食物的摄取，从食物中获取营养，以维持生长发育，提高机体的抵抗力和免疫力。食物中的各种营养还是保持大脑和智力发育的重要物质。如果孩子厌食症状长期得不到改善，不能从饮食中获得足够的能量和营养，尤其是蛋白质，就会引起消瘦，生长发育落后，体重和身高都低于同年龄孩子，同时还会伴有多种维生素和矿物质的缺乏，导致身体虚弱。如维生素 A、B 族维生素和维生素 C、铁、锌、钙等的缺乏而引起贫血、佝偻病、干眼症等，这就是所谓的营养不良。长期的厌食症可导致严重的营养不良和体力衰弱，影响儿童的智力发育、身体发育，使机体免疫功能下降，引起发育缺陷、各类慢性疾病等。

专家提醒：

　　两岁前婴幼儿补充足够的营养，对大脑的健康和智力的发育至关重要。研究表明，婴幼儿因营养不良造成的脑发育缺陷，即便后天加强营养也无法弥补。

17 如何纠正非疾病因素引起的厌食

纠正非疾病引起的厌食，关键在于家长科学的喂养。

（1）调整不合理的膳食结构

小儿生长发育所需的营养物质要从食物中摄取，但对这些营养的需要并不是等量的，有的营养需要的多，有的需要的少，所以家长应了解这方面的知识，注意各营养间的比例，以求均衡饮食。每天不仅吃肉、乳、蛋、豆，还要吃五谷杂粮、蔬菜、水果。每餐要求荤素、粗细、干稀搭配，如果搭配不当，会影响小儿的食欲。如果肉、乳、蛋、豆类吃

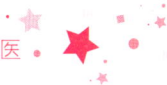

多了，因它们富含脂肪和蛋白质，胃排空的时间就会延长，到吃饭时间就会没有食欲；如果粗粮、蔬菜、水果吃得少，消化道内纤维素少，就容易引起便秘，导致食欲减退。就一般健康幼儿而言，推荐的三大物质功能的比例为：蛋白质占总热能的 12% ～ 15%，脂肪占 30% ～ 35%，碳水化合物占 50% ～ 55%。

（2）改善食物烹调加工方法

科学合理的烹调不仅可以减少营养的破坏和丢失，而且可以改善食物的性状，增进食欲。如食物加工采用炖、烤、烩、炸、烧、煨等方法，可改变食物性质，使之变得温热。家长应根据孩子实际体质情况，动态地调配不同属性的食物，选择合理的烹调方法，力求克服饮食不节对健康产生的不良影响。在烹制过程中，一定要注意适合孩子的年龄特点。如断奶后，孩子消化能力还比较弱，所以就要求饭菜做得细、软、烂；随着年龄的增长，孩子咀嚼能力增强了，饭菜加工逐渐趋向于粗、硬；4 ～ 5 岁时，孩子即可吃成人饭菜。为了促进食欲，烹饪时要注意食物的色、香、味、形，这样才能提高孩子的就餐兴趣。

一般来说，幼儿的菜肴应以清淡为主，要少吃油炸食品。带馅食品较受幼儿欢迎，如馄饨、包子、饺子、夹心面包等。孩子的菜肴要多样化，烹饪方法也要多样化，吃饭形式也要多样化，这样孩子才能吃得开心，吃得愉快。

（3）定时进餐，适当控制零食

所谓定时进餐，就是按顿吃饭。小儿正餐包括早餐、中餐、午后点心和晚餐，这是孩子摄入营养的主渠道，三餐一点形成规律，消化系统才能有劳有逸地"工作"，到正餐的时候，就会渴望进食。吃零食不能影响正餐，更不能代替正餐，应该安排在两餐之间或餐后进行。若两餐间吃太多零食就会影响正餐时摄入食物的数量。有些学生经常在下午放学后购买路边摊食品，这些食品不仅营养成分单一，且大多存在食品卫生问题。家长们可在家中为孩子准备放学后的点心，但数量不宜太多。

（4）节制冷饮和甜食

冷饮和甜食，口感好，味道香，是孩子比较喜欢吃的一类食品，喜欢甜食和冷饮是孩子的一种天性。孩子出生以后如果家长经常给吃甜的食品，如加糖的奶粉、糖粥、奶糖、蜜饯等，可导致孩子养成爱吃甜食的习惯，影响孩子的食欲。中医认为冷饮损伤脾胃，西医认为冷饮会降低消化道功能，影响消化液的分泌。这两类食品饱腹作用强，会影响吃正餐，所以要有节制。家长从孩子小时候起就要注意不要经常购买这类食品，也不要经常提供甜食给孩子，避免养成不良的饮食习惯。同时家长要把多吃甜食和冷饮的危害，用孩子容易接受的方式告诉孩子，并注意不要拿甜食和冷饮来奖励孩子。

（5）防止挑食和偏食

有的家长很迁就孩子，孩子想吃什么家长就提供什么，有的孩子爱吃鱼吃肉，一点青菜不吃；有的孩子只吃饭，不吃蔬菜；还有的孩子甜食、饮料不离嘴，根本不好好吃饭……这些不合理的饮食习惯会影响孩子从多种食物中摄取机体所需要的营养，影响孩子的消化和吸收。没有平衡的饮食习惯，就没有健康成长的物质基础，缺乏任何一种营养元素，都会引起孩子营养不均衡，直接影响孩子健康。

家长应该从正面教育入手，合理搭配孩子的饮食，为孩子提供生长发育所需的各种营养物质。每天早餐以主食为主，副食为辅，有干有稀；午餐主、副食的质量并重，汤、菜的数量和质量并重，主食中面粉、大米交替吃，副食中有汤有菜，有荤有素；晚餐以主食为主，干稀搭配，副食为辅。家长注意不要用自己的偏嗜影响孩子。另外对孩子喜欢吃的饭菜要适当地限制，防止过食损伤脾胃。饭菜花样要不断变化，使孩子有新鲜感，提高食欲。

（6）健康的生活行为

有的家长习惯了当"夜猫子"，让孩子也和自己一样当"夜猫子"，如很晚喂奶，半夜发出声响干扰孩子休息……如果睡眠不足，孩子就会无精打采，食欲减退，日久还会消瘦。充足的睡眠使孩子精力旺盛，食欲加强，有利于孩子生长发育。家长需要帮助孩子养成合理的饮食习惯，保证充足睡眠，进行适量户外活动，养成定时排便的生活习惯，以利于孩子的健康成长。加强孩子室外的活动次数和活动量，可促进机体新陈代谢，加速能量消耗，促进消化和吸收，使孩子食欲增加，并使消化液的分泌增加，胃肠蠕动增强，进而吸收更多的营养物质，以满足身体运动及生长发育的需要。因此，适度地活动和锻炼可以使孩子保持良好的食欲，但注意睡前不宜剧烈活动、过度兴奋。总之，科学规律的生活习惯能激发、调动、保护和促进孩子的食欲。

18 孩子长期厌食怎么办

孩子长期的厌食，与家长喂养方法有直接的关系。应从以下几方面查找原因：

（1）饮食是否太单一

食品颜色花样过于单一，很难引起孩子的食欲。世上没有任何一种食物能提供人体所需的全部营养，只有进食多样化的食物才能获得全面的营养。随着年龄的增长，孩子对食物的需求有所提高，喜欢花样别致、颜色鲜艳的食品，家长应尽量让孩子食品范围扩大，花色品种多样化，同时注意配比，孩子主食吃多少，荤菜吃多少，蔬菜、水果吃多少，奶、豆制品吃多少，都要按有关推荐量供应，并且要合理搭配各组食物，如荤素搭配、粗细粮搭配、动植物蛋白质搭配、蔬菜水果搭配。如果不按比例吃、饮食过于单一就会破坏营养平衡。

（2）是否有不良进食行为

进食不规律，想吃多少就吃多少，这种饮食习惯是影响孩子食欲的主要原因之一。不少家长对孩子吃饭没有养成规律，孩子想吃就吃，吃饭的时候边吃边玩，一顿饭吃半个多小时也吃不完。这样的喂养方法，让孩子对食物没兴趣，还会造成孩子消化功能紊乱。孩子良好的饮食行为并不是天生的，而是需要从小培养和建立的。一岁以后是培养良好饮食习惯的关键时期，家长对孩子的进食行为有着直接的影响。家长要充分估计孩子在进食行为中表现出的个性（如接受与适应新事物的快慢程度），采取相应的措施，不能把别人的经验生搬硬套用在自己孩子身上，要学会从小规范孩子的摄食行为，掌握纠正孩子不良饮食行为的具体对策。

（3）是否甜食摄入太多

孩子天性喜欢甜食，有些家长也以此作为奖品来鼓励孩子听话。但多吃甜食对孩子健康并无好处，不仅会影响食欲，损害牙齿，而且过多食用甜食也可能引起肥胖。中医认为，甜食腻胃、伤脾，影响食欲。从人体所需的热能标准来看，每人每日必需的热能是一定的。热能主要靠食物中的糖类、蛋白质和脂肪来供应，而且这三种主营养是按比例"分工合作"负责热能的分配。如果甜食摄入过多，热能已满足了身体的需要，且因其含糖较高，可增加血糖浓度，机体也就不再产生饥饿感，食欲当然也就不高了。此外，还有一些饮料如雪碧、可乐、果汁、冰激凌、奶油蛋糕等，也含有较高糖分。因此，家长要控制孩子摄入糖的总量，要教育孩子饭前和晚上不吃糖，孩子饥饿时不要用甜食充饥，平素食欲欠佳的孩子更应控制吃糖。

（4）家长是否有不良暗示

孩子偶尔出现对某些食品不接受的现象，家长千万不能采取语言来强化，如有的家长经常不分场合地说："我的孩子这也不吃那也不吃。"孩子到了两三岁，已经有了一定的自我意识，家长这些行为非但无助于纠正孩子的坏习惯，而且会由于暗示性的语言而使孩子更自觉地坚持这种习惯。当发现孩子有不良饮食习惯时，必须采用多种方法，循循善诱加以纠正。在培养孩子良好饮食习惯时，宜采取表扬与鼓励的方法，在肯定孩子优点的前提下，指出尚存在的不足之处，这样常常能取得事半功倍的效果。

19 如何正确对待孩子偶尔出现的厌食症状

有不少家长过于紧张孩子偶尔出现的厌食症状，一有情况就带着孩子到处求医，他们又总是觉得孩子不懂事，毫无顾忌地当着孩子的面讲述其厌食的情况。也有的家长在吃饭时对菜肴进行不全面的评论，例如说：今天的某个菜太淡或者太咸，或者某个菜有怪味，一点也不好吃。孩子如果把这些话听进去，以后碰到这个菜就不会吃。其实，孩子原本对菜肴并无固定的认识，家长反复地用语言肯定这个事实，实际上对孩子而言是一种不良的心理暗示。

经常吃高蛋白高糖的浓缩饮食、饭前吃糖果等零食、进食不定时、生活无规律、天气过热、湿度过高、小儿的情绪变化等，这些都是引起厌食的重要因素，家长不能完全归咎于孩子。不要当着厌食孩子的面说不恰当的话；要经常给孩子介绍一些食物的营养知识，让他们懂得吃多样化食物对健康的好处；要让孩子主动参与，如一起去菜场挑选食材，孩子有了自主权，吃饭的积极性会更高；在烹饪方面，要注意口味尽量适合孩子。

一般来说，孩子出现厌食症状，是可以通过调整生活饮食习惯而得到改善的。孩子偶尔出现厌食，拒绝吃某种新鲜的食物，这可能是暂时的，如能改变烹调方法或者口味，或孩子在饥饿时可能会接受这个食物。家长要摒弃不合理的喂养方法，不要强迫孩子吃他暂时不喜欢的食物，因为这样做等于强化了孩子对某种食物的厌恶情绪，也不要盲目给孩子服用开胃药，随便用药会对孩子身体造成不良影响。

20 强迫进食会导致小儿厌食吗

不少家长认为，只有吃进去的多，孩子才能长肉，而长得胖才算健康。所以在吃的方面，家长专挑他们认为大补的食物，让孩子多吃，甚至以无限制地满足要求来体现对孩子的爱。可孩子的胃毕竟不是容器，硬塞的结果可能是引起孩子神经性呕吐、积食、伤食，甚至引起胃病。孩子一般喜欢吃甜食或油炸食品，但过多食用高糖高脂肪的食品，会因为热量提供太多，消耗不了而转化成脂肪在体内积聚，使孩子变成"小胖子"。硬塞法最主要的问题在于家长过于注意饮食的"量"，而忽视饮食的"质"，没有质的饮食只能提供不合理的营养。

还有些家长为了让孩子多吃，采取"软"的办法。为了让小宝贝吃饭，不惜施展"绝招"，如全家人轮流让孩子打一下，孩子就吃一口；也有的家长让孩子满屋跑，转到东吃一口，转到西吃一口；还有的用许愿、出洋相、讲故事等办法哄骗孩子吃，但这些办法只能分散孩子的注意力，或是把吃饭当作讨价还价的筹码，结果是孩子的要求越来越高，越发表现出厌食。

有些家长采取"硬"的办法，训斥、吓唬、关黑屋、打骂孩子，更有甚者用小针刺手等手段来强迫孩子吃饭。孩子情绪紧张或悲伤，就会抑制胃液分泌，哪里还有心思去吃饭呢？即使勉强吃下去的饭菜也无一点滋味可言。

保持良好的情绪有利于消化系统的正常运转。家长都希望宝宝茁壮成长，但是由于缺乏科学的喂养知识，盲目地对孩子进补大量的营养品、强迫进食加重了孩子脾胃的负荷，影响了孩子的情绪，使孩子产生了逆反心理，并逐渐形成了条件反射性拒食，最终可发展成厌食。

小儿厌食症

NO.6

药食同源，应该给孩子这样吃

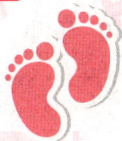

1 幼儿每天应吃什么食物

孩子满1周岁后至3周岁称为幼儿期。这段时期内孩子的乳牙会逐渐出齐，从1岁末的4～6只增至16～20只，但牙齿细小，咀嚼能力尚弱，消化吸收功能也不十分健全，处于断乳后食物品种转换的过渡阶段，必须注意此时饮食调配须适应其消化吸收能力，以防止营养不良和各种营养缺乏症，若喂养不当、饮食失调则容易出现厌食、积滞等各种消化系统疾病。

幼儿胃肠功能及消化代谢能力均较婴儿成熟，胃容量从200mL增至300mL，能接受较多量的食物，饮食正从乳汁类流质及半固体食物转向各类固体食物混合的年长儿及成人饮食。这是一个较大的饮食过渡阶段。

幼儿应该吃的食物量是由其所需的营养来决定的，要保证供应足够的能量和优质蛋白质。幼儿所需的营养可参考我国营养学会推荐的不同年龄每天膳食中热能与营养的供给量标准。根据我国营养学会的推荐，1岁幼儿每日需要热能4605千焦，蛋白质35g，钙600mg，铁10mg，锌10mg，以及各种维生素。2～3岁幼儿每日需要能量1200千卡，约为成人的一半；蛋白质每日需40～50g，其中动物蛋白质应占1/3～1/2，脂肪需要量为35～40g，矿物质及维生素需要量已达成人一半以上。供能食物中蛋白质占总能量的 12%～15%，脂肪占 25%～30%，碳水化合物占 55%～65%。

以上这些热能与营养可从下面列出的食物中得到（全部以生食计算，在做熟食时要考虑幼儿的胃容量和消化能力）：粗粮包括粗、细粮约100g，肉、蛋、鱼类食物 80～100g，牛奶 250mg，蔬菜类约 150g，每天 1 个苹果，再吃适当的植物油及砂糖。此外蔬菜中要有 1/2～2/3 是绿叶菜及橙黄色菜（如胡萝卜、南瓜等）。

幼儿在饮食安排上还应注意以下几点：

（1）牛奶仍应是 1～3 岁孩子的主要食物，并且将终生食用。

（2）幼儿食物加工要细，食物要切碎煮烂，鱼肉去刺，肉类去骨，有核的食物去核，果仁如豆、花生、核桃等要煮烂或磨碎成粉，或制成泥糊状才可给幼儿食用。幼儿食物宜清淡，少吃油炸食品。尽量采用新鲜煮烧食物，少用半成品或熟食，如香肠、火腿、红肠等。咸菜、酱瓜、萝卜干等腌制食品，不仅缺乏营养，又含过高的盐分，不适合儿童食用。儿童要少吃甜食，少用刺激性食物，如胡椒、辣椒、葱、姜、五香粉。

（3）每周提供 1～2 次富含铁、锌、碘的食物，如肝脏、海带、紫菜及硬果类等。

（4）要引导和教育幼儿自己进食，进餐要规律，注意培养良好饮食及文明用餐习惯。

（5）可采取一日三餐加两顿点心的合理膳食制度。

（6）在膳食安排上要参照家庭平衡膳食基本组织原则及实施方法。

2 怎样保证幼儿充分进食

孩子不爱吃饭是最让家长头疼的事情了。有的孩子吃一顿饭要全家动员，连哄带骗；有的孩子吃一顿饭要花上一两个小时，尤其到了冬天，饭菜冷了再加热，再冷再加热，弄得家长非常头疼；还有的孩子吃两口饭要看会儿电视或者出去玩一会儿才肯继续吃。家长不禁要问："孩子为什么不爱吃饭？到底怎样才能使孩子吃饭呢？"

为了让孩子吃饭，家长应注意食物的调配。如早餐除喝奶外还要配一些馒头、面包等主食。这些食物容积不大，但可提高热量。为了保证幼儿肠胃有一定的消化吸收的时间，中餐或晚餐要吃肉、蛋、鱼及蔬菜类，主食可做成软米饭。每次进餐间隔控制在 3.5～4 小时，期间应节制零食的摄入。植物油能提供小儿必需的脂肪酸，提高热能供给，也能使蔬菜味道鲜美，有利于提高儿童的食欲。

我们可以从以下这些方面来提高宝宝的食欲：

（1）保证充足的睡眠

孩子消化道活动与大脑皮质的功能密切相关，如果睡眠不足会抑制丘脑下部的进食中枢，从而明显地减少消化液和胃肠道的蠕动，因此充足的睡眠是提高食欲的先决条件。

（2）饮食要定时、定量、定点

定时、定点进食会使孩子形成条件反射，每当临近吃饭时，孩子消化系统便会活动起来，产生饥饿感，从而为进食做好准备。

（3）要提高进食兴趣

家长可经常变换食物的烹调方法，并且保证食物的色、香、味，这样就能提高孩子的进食兴趣，促进食欲。

（4）不要强迫进食

由于生理、心理和环境因素的影响，孩子有时会多吃一点，有时则可能会少吃一点，这是很自然的事情，家长不必忧心如焚。如果强迫孩子进食，反而会引起孩子的反感，久而久之便会产生厌食情绪。

（5）适当的活动

适当的活动可加快新陈代谢，有助于食物的消化吸收，但注意进食前半小时内不要进行剧烈活动。

（6）不要在餐桌上训斥孩子

有研究表明，当一个人处在愤怒、悲伤或焦虑情绪时，幽门括约肌会放射性收缩，使食物滞留在胃中，导致食欲下降，甚至会造成胃炎。吃饭时训斥或打骂孩子不仅会降低其食欲，还会使孩子用拒食来表示反抗。

（7）不吃零食

有些孩子每天在正餐之间要吃许多高热量的零食，比如巧克力、糖果等，或者喝大量饮料，这既会使血液中的糖过高，还会产生饱腹感，从而没有了饥饿的感觉，所以到了正餐时间孩子根本就没有胃口吃饭，而过后又要以点心零食充饥，从而形成了一个恶性循环。

3 夏天孩子不好好吃饭怎么办

夏天气温比较高，全身新陈代谢加快，出汗较多，汗液中主要为盐分，还有较多的钙和锌，故夏天容易造成体内水和电解质代谢的紊乱，胃酸分泌也少。夏天又是孩子玩耍时间较多的季节，孩子出汗多，就会喝大量的白开水或碳酸饮料，这样就会把胃酸冲淡，影响食欲，影响消化；饮料中含有较多糖分，也会降低食欲；有些孩子夏天冷饮吃得太多，家长们常常整箱整盒地买，放在冰箱内，孩子们放假在家便吃个没完，甚至用冷饮代替饮水或以冷饮当饭吃，这样做会损伤脾胃，引起食欲不振；还有些孩子，平时体质较差，到了夏天就会"疰夏"，出现精神疲乏，少动而喜坐卧，口中无味而胃口差。

此外，不好好吃饭还可能与孩子夏天贪玩、缺乏充足睡眠、空调温度开得太低，吃了不洁食品引起的急性胃肠道疾病等有关。以上各种原因，可能单独或联合作用，造成孩子不好好吃饭。为了让孩子在夏天保持正常的食欲，请参考以下建议：

（1）饮食要清淡、卫生、易消化。可多提供新鲜而含脂肪少的食物，如鱼、虾、豆制品、新鲜蔬菜，少吃油炸、重油食品，或含油脂较多的休闲食品。

（2）冷饮要少吃，控制总量。在不影响孩子正餐摄入的前提下，可适当提供冷饮。一般安排在午睡起床后或正餐后少量食用，但是不能放在餐前吃，否则可能会引起孩子消化功能减退而不思进食。对脾胃虚弱的孩子要少吃或不吃冷饮。

（3）少吃甜食。凡饮料、糖果或甜食等，要少吃。菜肴的口味可较平时略咸一点，以补充出汗丢失的盐分。

（4）饮食要多样化，菜谱要经常更新。菜肴口味可以采用糖醋、茄汁或鲜咸味，以增加孩子食欲。食物种类要多样化，一天宜保持在 15 种以上。

（5）适当进食防暑降温的食物。一些性平或性凉的食物，适合夏天使用，如西瓜、黄瓜、丝瓜、苦瓜、冬瓜、茄子、番茄、藕、绿豆、百合、莲子、米仁等，可以饮用大麦、菊花、决明子茶。少吃温热性的食物。

（6）凡食欲很差的孩子，可去医院咨询。在医生指导下，适当补充 B 族维生素、维生素 C、钙或锌制剂，对改善孩子食欲有明显效果。

4 患了厌食应该怎样调理

说起孩子厌食，很多家长都是深有感触的，为了能让孩子吃上一口饭，家长可谓费尽心机，如果收效甚微，又时常采取过激行为，不是呵斥，就是打骂。当这些手段仍然起不到作用时，家长往往确信孩子是病了，然后到处求医问药，苦不堪言。

其实，孩子厌食很少是由身体疾病引起的。对此，肯定有不少家长不以为然，这是因为厌食的孩子一到医院检查，往往确实可以发现其存在某些营养方面的问题，比如缺铁、缺锌及维生素等。因此家长更加确信孩子是生病了。然而当把这些所谓缺乏的营养物质补充后，效果并不十分理想时。这是因为，这些问题常常是长期厌食的结果，而并非引起厌食的原因。

家长在为孩子准备食物时需要注意：食材要新鲜，食谱要做到粗细调剂，荤素搭配；食物品种要经常调换，防止单调，同时要尽量做到可口，使色香味俱全，促进食欲。

（1）要定时定量。根据儿童的健康需要，进餐时间应有规律，一般为一日三餐，在早餐与中餐之间、中餐与晚餐之间可适当安排点心和水果，比较科学。不同年龄、不同性别、不同体质的孩子食量不同，应该以吃饱而不过饱为佳，使胃中食物在一定时间内排空，方能重新产生食欲。

（2）有固定的进餐场所。安静而舒适的进餐环境，有利于让孩子安静就餐。进餐期间家长应尽量不要谈与吃饭无关的事情。避免孩子养成在吃饭时哭闹、打闹、边玩边吃等不良习惯。

（3）让孩子参与饭食制作过程。可以先征求孩子意见后再采购食材，制作时邀请孩子参与，一般说孩子对自己参与的活动都极为感兴趣。这正好迎合了孩子的控制欲。从心理学角度上来说，人们都喜欢自己能够控制住的食物。孩子也是如此。

（4）尽量活跃饭桌气氛。常有家长抱怨，孩子在家中不好好吃饭，但在别人家里或在幼儿园里却吃得非常好。这是因为孩子在这些地方吃饭时，常有良好的氛围可以模仿，常受到他人的鼓励。而在家里常常受到斥责、批评。因此，家长维持孩子吃饭时的良好情绪很重要。

（5）对厌食的心理及时矫治。如果孩子出现厌食心理，家长应给孩子做出榜样，不挑食不偏食；有意识有步骤地去引导孩子品尝没有吃过的食物；创造好的进餐气氛，使孩子在愉快心情下摄食；不要给孩子滥用补药和补品。

（6）对先天不足的厌食患儿，尽量采用母乳喂养。合理添加辅食，宜多吃蔬菜水果等容易消化的食物，增进食欲。

（7）如果因缺锌引起食欲低下，可在膳食中加入一定比例的鱼肉，鱼肉中含锌较多。此外可增加锌的摄入量，于100g食盐中掺入1g硫酸锌，使锌的摄入达到标准用量（约每日10mg），食欲可以增加。

专家提醒：

由于孩子厌食在很大程度上是行为问题，而不是生物学方面问题，因此是可以通过调理来解决的。最重要的就是科学喂养。要严格按照不同年龄给予营养丰富、容易消化的食物，保持合理的膳食，纠正偏食、吃零食的习惯，建立良好的进食习惯，彻底改变不当的饮食习惯和进食方法。

5 厌食症患儿有哪些饮食禁忌

晴晴被诊断为患了小儿厌食症，妈妈为了给孩子补充营养，只要是孩子想吃的东西一概满足。医生告诉妈妈，孩子得了厌食症，家长不能肆意满足孩子的要求，有一些禁忌需要注意。那么患了厌食症有哪些饮食禁忌呢？

一忌不良的饮食习惯。不能爱吃的多吃，不爱吃的少吃。不能饮食上不加节制，饥一顿饱一顿，进餐不定时，餐间吃过多零食，生活作息不规律。

二忌暑月贪食生冷。幼儿的肠胃功能较弱，恣食生冷，会损伤脾胃阳气，使人体腐熟运化水谷的功能受到破坏，从而加重病情。如果一次吃得过多，会使胃肠道因突然受到过冷刺激而增加蠕动或发生痉挛，出现一阵阵腹痛，甚至腹泻。除对胃肠道的刺激外，冷饮对咽部的黏膜也是如此，摄入较多的冷饮后咽部血管收缩，局部抵抗力下降，潜伏在该处的病原体会乘虚而入，引起感冒、咽炎、扁桃体炎等。此外，冷饮的配料以糖和牛奶为主，但蛋白质、维生素及矿物质含量均不多，如果夏天经常以冷饮来代替正餐，可影响幼儿体重增长，甚至发展成营养不良，而且也会严重影响食欲。

三忌病后失调养。慢性消耗性疾病会造成营养缺乏，胃肠平滑肌的张力下降，消化功能减弱；或病后津伤阴耗，未能得到及时补充，胃肠消化液的分泌减少，酶的活力减低，消化无力，久之体质衰弱加重厌食症。

四忌长期大量服用药物。孩子生病以后，着急的家长常常在很短的时间内给孩子吃大量的药物，如临床常用的红霉素、阿奇霉素等抗生素，若长期服用，可出现消化道变态反应，对胃肠道有刺激作用，影响食物消化吸收，引起恶心呕吐，日久则加重厌食症状。

五忌挑食与偏食。经常挑食或偏食会使胃肠功能紊乱，同时造成营养物质的摄入不足或过剩，维生素或微量元素缺乏，会加重厌食症，严重的可以影响到孩子的营养和发育。

六忌用零食奖励孩子。尤其不要奖励糖果、巧克力或奶油蛋糕，也不要用快餐来奖励。一些孩子不爱吃菜，家长就答应孩子吃完菜给他吃糖，这种做法会使孩子强化"菜不好吃糖好吃"的概念。

七忌强迫进食。不良的情绪会形成条件反射造成孩子拒食，加重厌食症状。家长不要过分宠爱与放任孩子，也不要强迫孩子进食，要摒弃硬塞法、软法、硬法及软硬兼施等不科学的喂养方法。

6 什么是平衡膳食

　　幼儿要从膳食中获取合理营养，必须讲究膳食的平衡。讲究吃的学问有许多内容，其中最重要的就是幼儿膳食结构，膳食结构也可称为膳食模式，是指幼儿膳食中各类食物的数量及其在膳食中所占的比重。幼儿平衡的膳食应由各组营养性食物组成，各组食物的数量既要多样化，又要按比例。具有这种特点的膳食结构就是平衡膳食，也是最佳膳食模式，每个家庭都要认真学习掌握。

　　膳食所供应的营养不仅要满足幼儿的需要量，而各营养之间的比例也要合适。蛋白质、脂肪与碳水化合物供给量的比例最好保持在1：1.2：4，不能偏废。除此之外，还要有水果蔬菜的摄入，以保证维生素、微量元素的补充。

　　家长一定要知道，好食物加好食物不等于好营养。例如，快餐中的汉堡包，其中的牛肉、生菜、番茄、奶酪、面包都是有营养的食品，那为什么称它为垃圾食品呢？这是因为汉堡包的能量高、脂肪多、蛋白质多、膳食纤维少、微量营养少。它的问题就在于汉堡包的营养结构不合理。

　　再举一个例子，鱼是好食品，建议让孩子多吃鱼，但如果孩子经常吃鱼，蛋白质摄入过多，就可能形成酸性体质，孩子抵抗力反而下降，性格上也会变得很逆反。所以，不平衡的膳食结构，只能提供不平衡的营养，不仅不能促进健康，反而会产生许多意想不到的营养问题，如肥胖或者营养不良。要保证膳食平衡，应做到以下几点：

　　（1）食物多样

　　所谓食物多样化，不能简单地理解为只要食物品种多就可以了，食物多样化关键在于要从每一个营养性食品组中挑选多样化食品，在每一食品组内不仅品种要经常翻新，而且数目也要丰富。只有摄入丰富的各种食物，才能满足全面营养的需求，也就是要求构成膳食的食品种类要多种多样。一般来说，每日摄入食物品种的总数宜保持在15～20种，提倡吃得杂一些，广一些，如粮食类、蔬菜类、水果类、动物类、奶及豆制品类、油脂和糖类等，都应适量摄入。家长要学习制作多样化菜肴，如荤素肉丸（肉糜、土豆及胡萝卜）、罗宋汤（牛肉、洋葱、卷心菜、土豆、胡萝卜、番茄酱）、杂烩、炒三丝、炒五丁、豆面条、豆米饭、酸奶拌水果等都不失为较好的食谱。

（2）食物均衡

食物均衡性原则主要解决膳食必需营养"量"的难题，要保证膳食能提供平衡营养。落实食物均衡性原则就是要关注膳食的总体营养平衡，其关键在于从各保护性食品组，挑选合理的食物数量，食物间的比例要合适，既不少也不多。如果荤菜量过高，就破坏了动物性食品组与蔬菜组之间的平衡。蛋白质摄入量过多不仅造成浪费，而且易致酸性体质。同样，粮食蔬菜等组食物摄入过高或过低，都会破坏各组间平衡，身体得不到平衡营养，健康就无保障。因此，只有按比例摄入各组食物，才能提供平衡营养。平衡膳食应根据不同年龄，以每日所需营养供给量为基础，避免某些营养的太过与不及，如按供热量计算：蛋白质、脂肪、碳水化合物的比例大致为15%：35%：50%；三餐热能分配要平衡，早餐占35%，午餐占35%，晚餐占30%。

（3）适应体质

食物的供给要因人而异，动态地调配不同属性的食物，选择合理的烹调方法。中国传统的饮食营养学告诉我们，食物的天然属性可以分为三类：温热性、寒凉性和平性。不同体质的幼儿应选择与自己体质相宜的食物，如平素体内热重的幼儿多选平性或寒凉性的食物，如脾胃虚寒的幼儿应多选温热或平性的食物。同样，夏季宜选平性或寒凉性的食物，冬季宜选温热性或平性食物。烹调方法中选用葱、姜、大蒜等，各种调料如大小茴香、肉桂、花椒、良姜、辣椒、胡椒，以及料酒等都可能不同程度改变凉性食物的性质，在烹调时要予以考虑。食物加工采用炖、烤、烩、炸、烧、煨等方法时，也可能改变食物性质，使之变得温热。家长应根据孩子个体实际体质情况，动态地调配不同属性的食物，选择合理的烹调方法，力求克服饮食不节对孩子健康产生的负面影响。

7 添加辅食的原则是什么

母乳喂养的孩子到 6 个月，人工或者混合喂养的宝宝到 4 个月左右，就需要添加辅食了。每个宝宝的健康和喂养情况不同，很多家长在给宝宝添加辅食的过程中都会遇到很多烦恼，但是宝宝增加辅食的这段时期很重要，直接影响儿童断奶后期的正常发育。一般来说，辅食添加应遵照循序渐进的原则：

（1）从少到多

婴儿的胃肠功能发育不完善，对新食物的适应能力弱，易发生消化吸收紊乱，因此，辅食的质地应适应宝宝的咀嚼能力和胃肠功能。一般来说，应从少量开始，第一次固体食品添加的量要少一些，以后根据婴儿的需要而缓慢增加，使婴儿有一个适应过程。如添加鸡蛋黄由 1/4 个开始，观察婴儿的食欲和大便，如无不良反应，2～3 天后增至 1/3～1/2 个，渐渐加到 1 个。

（2）由稀到稠

应从较稀的流质食物开始，逐渐过渡到较稠的流质、半流质、半固体，最后到固体食物。例如从米汤开始到薄粥、厚粥，再渐增到软饭。

（3）从细到粗

食物从细到粗，如增添绿叶菜，从菜水到细菜泥，以后逐渐地试喂粗菜泥，乳牙萌出后可试用碎菜和煮烂的蔬菜。在婴儿6～8个月的时候，家长应为其添加可咀嚼食物，如饼干、馒头或烤面包等，以帮助孩子锻炼牙床及下颌关节。

（4）从一种到多种

添加从未吃过的新食品时，必须先试一种，等宝宝习惯后再试另一种，不能同时添加多种。添加另一种新的固体食品时，应有4～5天间隔。不同的婴儿接受新食物的时间有差异，短的只要一两天，长的需要五六天，在试喂时要了解宝宝是否对新食物过敏，过敏时要停止喂食。为避免过敏反应，添加辅食可先从单一谷类食物如大米开始，因为大米中所含谷蛋白（面筋）含量最低，最不会引起过敏反应。一旦婴儿对单一谷类食物耐受力形成，就可逐步添加其他食物。在宝宝已经习惯了不同的食物后，可以从宝宝已经吃过的食物中挑选几种食物有机组合，完成由单一食品到混合食品过渡。

（5）应在婴儿身体健康、消化功能正常时添加辅食

当婴儿消化不良或者生病时，应暂停添加辅食，待婴儿身体恢复健康后再加。这是因为婴儿生病时，消化力弱，此时添加新的辅食易导致消化功能紊乱。

（6）口味偏淡

4个月以内的婴儿，由于肾脏功能尚不完善，不宜吃盐。婴儿摄取的钠主要来源于母乳或配方乳、市售婴儿食品和家庭自制食品。一般来说，前两者就能满足婴儿对钠的需要，家庭自制食品用盐如果不控制的话，会使婴儿摄入的钠明显偏多，加重肾脏负担。因此，在菜泥、果泥、蛋黄及碎肉等自制辅食中，应不加盐或仅加少许盐，以能尝到一点咸味为度。不宜食用过量糖、盐和化学添加剂，一般不主张用味精。

8 添加辅食的顺序是怎样的

　　根据小儿生长发育的需要及消化吸收功能的成熟情况，按月龄及时合理增加各类辅食，以适合辅食添加是一个过程的要求。辅食添加在两餐奶之间，每天2～3次为宜。随着婴儿的长大，要逐渐增加食物的稠度以及种类，这是辅食添加过程中所必需的适应性改变。家长应根据婴儿需要和能力来尝试多样化的食物，增加辅食供应次数，以适应婴儿生长发育的需要。因母乳和牛乳中缺乏维生素C、D和铁，在不同月龄添加辅食的顺序如下：

　　（1）1～2个月时添加果汁、绿色菜汁、鱼肝油或维生素A、D制剂。应先添加蔬菜汁，再添加水果汁，因为先尝到水果甜味的婴儿，有可能会拒绝蔬菜。

　　（2）4～5个月可添加流质及泥糊状食品。依次提供强化米粉（可用母乳、配方奶或苹果汁调配）、面糊或稀粥、水果汁或泥（果汁要从2∶1或1∶1兑水开始，然后再喝原汁，要较快转到吃果泥）以增加能量，以先喂大米制品为好，因其很少引起过敏。要掌握辅食添加的原则，先从少量开始，即从1～2勺开始，以后逐步增加。刚开始米粉应很稀薄，如浓肉汤样，以后逐步增厚。

　　（3）6～8个月要继续吃泥状的、糊状的和半固体的食物，增加蔬菜、水果和荤菜品种，如肉泥、鸡肉、鸭肉等，豆制品如内酯豆腐也要添加。此阶段是孩子学习咀嚼和吞咽的重要阶段。但此期，乳类仍然是孩子热能与营养的主要来源，全天配方奶量750～900mL，每天5次。让孩子学会用勺子吃东西是该阶段任务之一。

　　（4）7～8个月要让孩子学会吃高质量的菜粥或烂面条。这是一种具有良好食物结构的混合食品，包括粮食、蔬菜、动物性食品、植物油。加上孩子每天摄取的奶及水果，就构成了与成人平衡膳食相似的结构，即由5组营养性食品组成。动物肝脏应在第7个月开始供应。尚不能吃全蛋，只能吃蛋黄。

（5）8～12个月是向家庭餐桌食品过渡阶段，此阶段奶量已经有所减少，辅食提供较多的能量和营养，已经成为孩子营养必不可少的组成部分。这个阶段的目标是逐步建立全天三餐三点的饮食模式：即早晚喝奶，午餐和晚餐吃高质量的菜粥或烂面条，上午9点及下午3点左右各吃一次点心。此阶段婴儿已有接受各种食品的经验，可以逐步贯彻食物多样化的原则。

（6）12～24个月是逐渐向成人化饮食模式转变的交替时期。1～2岁是一个关键时期，此阶段应继续做好三餐三点的饮食模式。食物的种类和稠度要不断增加。原先不能吃的东西也要逐渐加入进来，由最初吃的粥、软饭、烂面条逐渐变成一些干饭，另外也可尝试小馄饨、饺子、馒头、薄饼等。但2岁之前的幼儿尚不适宜吃成人的餐桌食品，家庭应为孩子单独制作。

（7）2～3岁可提供家庭平衡膳食。2岁以后喂养原则与成人一致，主要是提供家庭平衡膳食。

（8）应供给丰富的维生素和矿物质（钙、铁等），可采用各类有色蔬菜及水果，为婴儿制备营养丰富、适合其消化吸收的各类辅食，不能采用成人饮食。避免用低蛋白、低热能的辅助食品来喂养断母乳婴儿。有些家长常常在孩子断乳后单纯喂米糊、面糊、糖粥等，这些食物体积大水分多，虽含有一定量的碳水化合物，但蛋白质和其他营养的含量较低，长期食用此类食品，虽然孩子体重可能达标，但生长发育不理想，免疫功能差，容易患病。

9 不同年龄的孩子膳食安排有何不同

（1）幼儿膳食

1～3岁小儿，乳牙虽已逐渐出齐，咀嚼功能仍比较差，食物宜细、软、烂、碎，最好每天给1～2杯豆浆或牛奶。供给各种食物如鱼、肉、蛋、豆制品、蔬菜、水果等，每日3次正餐加1～2次点心。见表6-1。

表6-1　1～3岁小儿食谱举例

时间	食品及重量			
上午7点	牛奶250mL	糖10g	馒头20g	鸡蛋1个
上午9点	苹果1个100g			
中午12点	软饭80g	碎肉30g	碎菜30g	油8g
下午3点	豆浆200mL	糖10g		
下午6点	挂面30g	碎鱼30g	番茄30g	油8g

（2）学龄前期小儿膳食

4～7岁小儿膳食基本接近成人。主食由软饭转为普通米饭、面食，菜肴同成人，但仍应避免过于坚硬、油腻、酸辣的食品。饮食要多样化，荤素搭配，粗细粮交替，保证供给平衡膳食，谷类食物已成为主食。见表6-2。

表6-2　4～7岁小儿食谱举例

时间	食品及重量			
上午7点	粥2碗（60g米）	肉松10g		
中午11点半	饭1碗半（90g米）	红烧狮子头	土豆	豆腐菜汤
下午3点	豆浆200mL	甜饼干20g	糖10g	
下午6点半	饭1碗半（90g米）	红烧鱼块	白菜	虾米冬瓜汤

10 药茶能治小儿厌食吗

药茶是指将中药或食物加工成碎块或片状，应用时以沸水直接冲泡或煎煮过滤后代茶饮的一种疗法。药茶是中医学宝库中一个重要组成部分。聪明的妈妈可以学习这些操作简单、方便易行、疗效显著的药茶，帮助孩子增进食欲。

（1）治疗小儿厌食。鸡内金 3g，研为细末，用开水冲服，日服 3 次，代茶饮之。

（2）治疗因胃阴不足而致的厌食症。橄榄，每日 5 枚，开水冲泡，当茶饮用。

（3）治疗小儿腹胀，食积不化，吐泻不止，哭闹不宁等症。胡萝卜 250g，水煎，加红糖少许，代茶频饮。

11 食疗如何改善小儿厌食

3 岁的双双，长期食欲不佳，妈妈带双双来医院请医生开药治疗。通过检查，没发现孩子有其他病变。医生告诉妈妈，"药补不如食补"，任何药物都有一定的副作用，儿童处于生长期应尽量少用药物。一般情况下，能用食物疗法调理就不建议用药物治疗。

药膳是自然疗法的一种，其基本原则可归纳为"道法自然""取法自然"。最适合小儿使用。一般是采用亦药亦食的药物，经过适当的配伍和加工，制成色香味俱佳的各种食品，如药粥、药茶、各类滋膏等，经常服用可以起到强身健体的作用，也是治疗小儿厌食的有效方法之一。但在实际应用中，不能盲目食用，要听取医生的建议，辨证使用才有疗效。

下面介绍几种小儿厌食常用的药膳（5岁左右小儿用量）：

（1）香菇海参炖鸡

组成：香菇30g，海参30g，鸡肉150g。

做法：海参浸透洗净去内脏，切成小块，香菇浸泡后去香菇脚，鸡肉切成小块，上述材料一同放入炖盅内加适量清水，隔水炖1小时，以盐调味，即可食用。

功用：滋阴养血，健脾和胃。适用于身体虚弱，精神疲倦，食欲不振，面色苍白之小儿。

（2）淮芡猪肚汤

组成：淮山药10g，芡实10g，山楂6g，猪肚约200g。

做法：淮山药、芡实、山楂、猪肚（洗净切成小块）同放入砂锅中，加适量清水，煲2小时，用盐调味，即可食用。

功用：益气健脾开胃。适合于肺脾气虚、易患感冒、食欲不振、大便不调的小儿调。

12 健康美味的营养粥有哪些

粥的营养价值早在古代就有记载。如清代营养学家黄云鹄所著《粥谱》中，就大量收集了粥之史、粥之宜、粥之忌等资料，按照原材料的不同，把粥分成不同类型，并详尽叙述了粥在医疗保健中发挥的巨大作用。

家庭中方便、实用的食疗有：粥、汤、药茶、滋膏等。现实生活中适合小儿摄入的食品，尤以粥为最好。粥在慢慢熬制过程中，食物中的各类营养物质就会渐渐溢出，融化在汤汁中，不仅以丰富的营养滋养肠胃、滋润肌肤，而且不增加消化道负担，促进小儿食欲，改善消化功能。

（1）山药薏米粥

［配料］山药 15 ～ 30g，薏苡仁 10 ～ 20g，莲子（去心）10 ～ 15g，大枣 5 枚，小米 50 ～ 100g，白糖少许。

［用法］将上述各药同小米洗净后共煮为粥。粥熟后加白糖调味。每日 2 次，空腹食用。

［功效］健脾益气。

［主治］小儿脾虚、食少、纳呆。

（2）番薯粥

［配料］番薯 50g，小米 50g。

［用法］番薯去皮，切小方块，与小米同入锅，加水适量，武火烧沸后改文火熬熟。可作主食，1 次 / 日，宜常吃。

［功效］健中，补虚，清热。

［主治］小儿口干心烦，易出汗，尿黄，大便干，饮多食少，形瘦面黄，舌红少津厌食，拒食。

（3）腊鸭肾煲粥

［配料］腊鸭肾 1 个，大米 30g。

［用法］腊鸭肾浸软切片，与大米同放锅内，加清水适量，武火煮沸后改文火煮粥。调味食。

［功效］健脾养胃。

［主治］小儿食少不消化，脸色苍白无华，形体瘦弱，精神疲倦，时或泄泻、呕吐，脾胃虚弱，厌食消瘦。

（4）人参粥

［配料］人参 3g，大米 100g，冰糖少许。

［用法］人参研末或切片，与大米同入锅，加水适量，武火烧沸后改文火熬粥。冰糖少许熬汁，和入粥中。可作主食，1 次 / 日，宜常吃。

［功效］健脾益气生津。

［主治］小儿面色萎黄，神疲乏力，形瘦肉松，大便稀溏或干结等。

（5）鸡内金粥

［配料］焦三仙、鸡内金各 15g，粳米 100g。

［用法］焦三仙、鸡内金入锅浓煎，去渣澄清取汁，入粳米煮粥至稠厚，调入适量白糖。早、晚各 1 次温服。

［功效］健脾消食开胃。

［主治］小儿乳食停滞。

（6）牛肚粥

［配料］牛肚 150 ～ 200g，大米 50g。

［用法］牛肚用食盐和水搓洗干净，切细丝，入砂锅，加大米及清水适量煲粥，粥成时投入葱蒜末 10 ～ 20g 及油、盐、味精各适量，煮一二沸。温服，1 次 / 日，连服 2 ～ 3 次。

［功效］益气血，健脾胃，助消化。

［主治］小儿病后虚弱，食欲不振，气血不足等。

（7）红枣粥

［配料］红枣 20 个，大米 50g。

［用法］红枣去核，大米淘净，同入锅，加水适量，武火烧沸后改文火煮粥，入冰糖少许搅匀。可作主食，1 次 / 日。

［功效］补益气血。

［主治］小儿口干喜饮，食少饮多，形体消瘦，肌肉松弛，大便干结，面色萎黄或苍白无华，厌食，拒食。

（8）鸭梨粥

［配料］鸭梨 3 只，粳米 50g。

［用法］鸭梨连皮切碎，去心，加水适量，文火煎 30 分钟，取梨块，入粳米煮成稀粥。1 剂 / 日，分 2 ～ 3 次食完。

［主治］小儿厌食症。

（9）豆浆粥

［配料］鲜豆浆 500mL，大米 60g，冰糖少许。

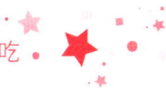

［用法］鲜豆浆入锅，大米与冰糖（打碎屑）同放豆浆里，加少量水，武火烧沸后改文火熬熟。可作主食，宜常吃，1次／日。

［功效］健脾胃，生津液，补虚弱。

［主治］小儿面黄形瘦，口干多饮，烦热不安，尿黄便干等。

（10）莲藕粥

［配料］鲜老藕50g，大米100g，红糖（或白糖）少许。

［用法］鲜老藕、大米、红糖（或白糖）同入锅，加水适量，武火烧沸后改文火煮粥。可作主食，宜常服。

［功效］健中，清热，育阴。

［主治］小儿口干喜饮，食少饮多，形体消瘦，心烦汗出，睡眠不实，尿黄便干等。

（11）神曲米粥

［配料］神曲10～15g，大米适量。

［用法］把神曲研碎，放入砂锅加适量水，煎煮取药汁，加入大米一同煮成稀粥。

［功效］健脾胃，助消化。

［主治］食欲不振，食少之脾胃气虚、脾胃不和。

（12）粟米怀山糊

［配料］粟米与怀山药等量。

［用法］将粟米与怀山药炒黄，共研成细末，加适量冷水，慢火煎煮成糊状，加少量白糖即成，可常食。

［主治］脾胃气虚，胃阴不足之厌食，症见小儿食少，乏力，面色苍白，大便稀；或用于胃肠病，发热后胃纳不佳的调养。

（13）鲫鱼粥

［配料］鲫鱼1～3条，糯米60～90g，生姜30g，大枣5～8枚。

［用法］先把鲫鱼洗净去腮、去鳞和内脏，用纱布包好扎紧，放入糯米里一起煮，加入少许生姜片和大枣一起煮至米烂汤浓，食米粥也吃鱼。

[主治] 脾胃虚弱之食少。

（14）补中羊肉粥

[配料] 羊肉250g，大米120g，食盐、生姜和花椒少许。

[用法] 把羊肉洗净切成粒，把大米洗净放入锅内加入适量水上火煮，再加少许的食盐、生姜、花椒调味品，可分为2～3次食用。

[主治] 脾胃虚弱引起的食欲不振、面色苍白、四肢不温、脐腹时痛、便溏。

（15）萝卜子粥

[配料] 炒萝卜子10g，大米50g。

[用法] 先将萝卜子研成细粉，与大米同煮成粥，加糖适量，调匀食之。

[主治] 食积所导致的食欲减少，腹胀不适，手足心热，大便干或黏而不爽。

（16）山楂粥

[配料] 山楂30～40g，大米50～100g，砂糖10g。

[用法] 山楂煎取浓汁，取汁入大米、砂糖煮粥，分2～3次服，每天1剂，7～10天为一疗程。

[主治] 食少厌食。

13 适合厌食孩子的药膳粥有哪些

利用中药饮片的药效，与米一起煮粥，有非常好的疗效和营养价值。可以作为家庭保健的一种方法。

（1）槟榔粥

[配料] 槟榔15g，粳米60g。

[用法] 先用槟榔片煎汁，去渣，加入粳米，煮稀粥。每日空腹服

1～2次。

［功效］消食导滞，行气除胀。

［主治］食积气滞，脘腹胀痛，大便不爽，厌食不欲饮者。

［注意］本方不宜久服，一般以2～3天为1个疗程。对脾胃气虚、中气下陷者应当忌用。若加重方中槟榔用量，可适用于肠道寄生虫引起的厌食。

（2）白术猪肚粥

［配料］白术30g，生姜2g，槟榔10g，猪肚1个，粳米60g。

［用法］猪肚同白术、槟榔、生姜共煮，至肚熟时，取汁，以汤入粳米煮粥。以麻油、酱油拌猪肚，佐餐药粥。

［功效］健脾益气，消食和胃。

［主治］脾胃虚弱，消化不良，不思饮食，脘腹作胀，大便泄泻。

（3）麦芽粥

［配料］麦芽50g，粳米50g。

［用法］麦芽与粳米煮粥食用。

［功效］健脾开胃消食。

［主治］小儿厌食，乳食停滞者。

（4）淮山鸭肫粥

［配料］淮山药15g，鲜鸭肫1个，粳米50g。

［用法］鲜鸭肫洗净，切成片，粳米洗净，和淮山药等一同放入砂锅内加水煮沸，文火煮成粥。每天吃1次，连服5～7天。

［功效］补益脾胃。

［主治］小儿厌食。

（5）猪肚大米粥

［配料］猪肚250g，大米100g，盐少许。

［用法］先用盐将猪肚搓洗干净，切小丁，与大米煮成烂粥，加盐调味，分次食用。

［功效］健脾养胃。

［主治］小儿食欲不振，病后虚弱，四肢乏力。

（6）小儿消食粥

［配料］山楂片 10g，高粱米 50g。

［用法］将山楂片和高粱米一起置于铁锅，文火炒焦，取出压碾成粗粉，置于砂锅，加水煮成粥。不满 1 岁，每次取 10g 消食粥食用，每日 3 次；2 ～ 3 岁，每次取 20g 消食粥食用；4 ～ 5 岁，每次取 30 ～ 40g 消食粥食用。调味可加适量的奶粉和白糖。

［功效］健脾消食。

［主治］小儿厌食、消化不良。

（7）鸡内金粥

［配料］鸡内金 5g。

［用法］鸡内金炙酥研末，拌入粳米粥内食用，甜咸自便。

［功效］消积化滞。

［主治］小儿厌食，面色无华，时而腹痛腹胀，矢气恶臭者。

（8）乌梅粥

［配料］乌梅 60g，冰糖 60g。

［用法］取乌梅洗净，放入锅中，加水适量，浸泡透发，再加热煎煮至半熟，捞出乌梅，去核，把果肉切成丁，再放入原液中，加碎冰糖，继续煎煮到七成熟，取汁即成。待冷，外部再蘸上一层白糖，装瓶备用。3 ～ 5 岁每次吃 1g，6 ～ 8 岁每次吃 2g，9 ～ 12 岁每次吃 3g，均为每天吃 3 次。

［功效］滋阴健脾。

［主治］小儿食少，食即饮水之胃阴不足证。

（9）扁豆薏米粥

［配料］扁豆 20g，淮山药 15g，薏米 10g。

［用法］将扁豆、淮山药、薏米等洗净一同放入砂锅，加水煮沸，文

火煮成粥。每日1次，连服5～7天。

［功效］和中健脾，消暑化湿。

［主治］小儿厌食。

（10）莲子桂圆粥

［配料］桂圆30g，莲子肉30g，粳米60g。

［用法］莲子洗净，切开去核，放入锅中，再加入桂圆、粳米和适量水，上火煮成粥服用。

［功效］健脾养心。

［主治］小儿心脾两虚之面色萎黄，乏力便稀，夜睡多梦，厌食。

14 饭前喝汤有利健康吗

孩子在进餐前喝汤有利于营养的吸收。常言道，"吃肉不如喝汤"。食物在长时间的熬制过程中，许多营养物质溢入汤汁内，既鲜美可口，又富有营养，而且最容易消化。汤可分为荤汤和素汤。鱼、肉在炖制过程中，蛋白质、维生素、氨基酸、钙、磷、铁、锌等人体必需的营养元素充分渗出，有利于人体的吸收。同样是鸡，爆炒与熬汤的营养功效大不相同。因为肉经过烹煮后，维生素、蛋白质等营养物质有70%可溶解在汤里。所以，汤里有丰富的营养物质，营养价值比肉高。素汤一般用蔬菜、水果熬汤，生津养胃，帮助消化。

15 治疗厌食的汤品有哪些

（1）橘皮鲫鱼汤

［配料］鲫鱼1条，生姜30g，橘皮10g，胡椒1g，葱适量。

［用法］将鲫鱼洗净，生姜洗净切片与橘皮、胡椒用纱布包好放入鱼腹内，加水适量，小火炖熟，加盐、葱少许调味，空腹喝汤吃鱼肉（须仔细挑去鱼刺）。分 2 次服，每日 1 剂，连服数天。

［主治］脾胃虚弱型小儿厌食。

（2）萝卜酸梅汤

［配料］鲜胡萝卜 50g，酸梅 5 枚，盐少许。

［用法］先将胡萝卜洗净，切片，加清水 1 大碗，同酸梅共煮，煎至半碗，加食盐调味。

［功效］生津养胃，促进食欲。

［主治］津液不足，厌食。

（3）菠萝汤

［配料］菠萝肉 250g，白糖适量。

［用法］将菠萝肉放入淡盐水中浸泡 10 分钟，然后切成小块，加水煮汤，调入白糖即成。每日 1 剂，连服 5 ~ 7 日。

［功效］补脾益胃，润肠通便。

［主治］小儿病后不思饮食、大便秘结等。

（4）砂仁条肚汤

［配料］砂仁 10g，猪肚 1kg，胡椒粉 3g，猪油 100g，绍酒 50mL，花椒、盐各 5g，生姜、葱各 15g，味精 3g。

［用法］砂仁烘脆，打成细末；猪肚入沸水锅氽透捞出，去内膜。锅中入清汤，入猪肚，冷却后切手指条块。锅内放原汤 500mL，烧沸后下入肚条，砂仁末，胡椒粉，猪油，绍酒，花椒，盐，生姜、葱，味精，用水豆粉 30g 勾芡炒匀。可佐餐，宜常吃。

［功效］健脾和中。

［主治］小儿厌食。

（5）砂仁藕粉汤

［配料］砂仁 15g，木香 1g，藕粉 30g。

［用法］砂仁、木香研细末，拌入藕粉，白糖适量和匀，入碗，冲入沸水拌匀。饥渴即饮，每日数次。

［功效］醒脾和胃，增进食欲。

［主治］小儿厌食，拒食。症见面色少华，大便干结，食而不香，口渴。

（6）鸡蛋大枣汤

［配料］大枣10个，鸡蛋2个。

［用法］大枣去核、掰开，入锅，加水适量煮至将熟，把鸡蛋打入汤内煮熟。吃蛋喝汤。每日1次。

［功效］生津，润燥。

［主治］形体消瘦，口干喜饮，大便干燥，烦躁易怒，尿黄，易惊，汗多，厌食，拒食。

（7）冬菜汤

［配料］干冬菜（蘑菇、番茄皆可）适量，醋10mL。

［用法］干冬菜入锅，加水适量煮20～30分钟捞出，然后入醋搅匀。每次饮50～100mL，宜常服。

［功效］养胃阴，和胃气，增食欲。

［主治］小儿厌食初起，饮食不香，口干喜饮，便干尿黄，面色少华等。

（8）枣蔻肘子汤

［配料］猪肘子1kg，红枣60g，红豆蔻10g，冰糖120g。

［用法］猪肘子刮洗干净，入沸水锅去腥味；红枣、红豆蔻拍破，用干净纱布装好、扎口。砂锅垫上几块瓷瓦片，加清水适量，入猪肘，置武火烧沸去沫；冰糖60g炒成深黄色糖汁，连同另外的冰糖、红枣、红豆蔻入锅烧1小时后移文火上煨2小时，待肘子煨熟烂，去红豆蔻。隔日1次或3日1次。

［功效］调补脾胃，益气生津。

［主治］小儿厌食。症见形瘦，面黄或白，神倦懒动，大便失调，口渴喜饮，胸闷或呕逆。

（9）泥鳅山药汤

［配料］泥鳅 250g，山药 50g，红枣 10 个。

［用法］泥鳅用花生油煎至金黄色，加水 600mL，山药、红枣炖熟，调姜、盐、味精食。

［功效］健脾和胃，化食消积。

［主治］小儿厌食。

（10）鲜牛奶

［配料］新鲜牛奶 50 ～ 100mL，白糖适量。

［用法］置武火上略煮沸，入适量白糖搅匀。顿服，每日两次，宜常饮。

［功效］健脾胃，养气血，生津液。

［主治］小儿面色萎黄，形体消瘦，神倦乏力，口干，饮多食少，甚而每餐必饮，便干溲黄等。

（11）八宝豆腐汤

［配料］花生仁、瓜子仁、胡桃仁各适量，豆腐 100g，蘑菇、香草各适量。

［用法］花生仁、瓜子仁、胡桃仁入油炸透。豆腐油煎、煮熟，入蘑菇、香草及花生仁、胡桃仁，加酱油、盐、葱煮沸，最后浇上芝麻油。佐餐。

［功效］宽中和脾，生津润燥。

［主治］厌食，拒食，食而不香，脘腹满闷，神疲形瘦，口干喜饮，尿黄心烦等。

（12）无花果瘦肉汤

［配料］无花果 60g（干品 30g），瘦猪肉 100 ～ 120g，盐适量。

［用法］无花果、瘦猪肉加清水适量炖熟，放盐调味食。

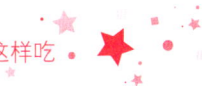

［功效］健脾养胃。

［主治］小儿厌食症。

（13）玉米蘑菇汤

［配料］玉米250g，蘑菇50g。

［用法］玉米放食用碱水中浸泡4小时，捞起沥水，在炒锅中以武火炒至半发泡状，使之破碎；玉米须适量切节，放锅中稍烘。蘑菇研碎，与上二料混合，入沸水中，置武火上略煮。喝汤，吃玉米、蘑菇，每日一次。

［功效］调运脾胃。

［主治］小儿厌食初起，病不甚者。

（14）白糖栗子糊

［配料］栗子7～10个，白糖适量。

［用法］去壳捣烂，加清水适量煮成糊，再加白糖调味食。

［主治］小儿厌食症。

（15）胡萝卜马铃薯猪骨汤

［配料］猪骨100g，胡萝卜1个（约80g），马铃薯1个（约80g）。

［用法］猪骨斩碎，胡萝卜、马铃薯均去皮，切件。全部用料置锅内，加清水适量，武火煮沸后改文火煲2小时，调味食。

［功效］健脾益气，养胃生津。

［主治］小儿口干渴饮，饮食无味，食不消化，时有低热，身体瘦弱，脾胃不足。

（16）佛手笋尖汤

［配料］鲜笋尖（或嫩笋）200g，佛手柑20g，生姜10g。

［用法］鲜笋尖、佛手柑、生姜切片后入锅，加水适量煮透，调盐、味精各适量，在锅中冷腌24小时。佐餐，每日一次。

［功效］健脾疏肝。

［主治］小儿素禀忧郁，性格孤僻而致厌食，病起不甚，食而不香，

大便、精神尚可。

（17）豆腐汤

［配料］鲜豆腐 500g，红糖 30g。

［用法］鲜豆腐切小块或条，与红糖同入锅，加水适量煮沸。服食 1～2 次/日。

［功效］运脾润燥和中。

［主治］小儿厌食初起，饮食不香，大便干结。

（18）胡萝卜怀山药鸡内金汤

［配料］胡萝卜 250g，怀山药 20～30g，鸡内金 10～15g，红糖少许。

［用法］把胡萝卜洗净切成块，山药也要洗净去皮切成块状，同鸡内金煮，再加入少许红糖，饮汤，连食数日。

［功效］健脾益气化积。

［主治］小儿脾胃气虚、食积所导致的食欲减少、腹胀不适。

（19）鲫鱼汤

［配料］鲫鱼 1 条，生姜 30g，胡椒 1g。

［用法］鲫鱼洗净，生姜切片，与胡椒一同放入鱼肚内，加水炖熟，饮汤食鱼，每天 1 剂，连食 1 周。

［功效］健脾益气，温运脾阳。

［主治］脾胃气虚、脾阳不足之食少、呕恶、腹痛腹胀，面色不华，四肢不温。

16 如何为孩子配制健康饮料

市场上的饮料大多含有各种添加剂，为了使孩子身体健康，最好选取自然界的食材，为孩子制作保健饮料。比如选用新鲜水果做果汁饮料，新鲜蔬菜做蔬菜饮料。现榨的果汁菜汁内含有丰富的维生素、胡萝卜素等，具有抗氧化、补充膳食纤维、助消化、增加体能等作用。

下面我们介绍几种可以在家中自制的饮料。

（1）橘皮山楂茶

［配料］橘皮 15g，焦山楂、莱菔子各 10g。

［用法］将上 3 味共制粗末，放入杯中，用沸水冲泡，代茶饮用。每日 1 剂。2 岁以下小儿减半。

［功效］健脾开胃，化食理气。

［主治］小儿厌食。

（2）萝卜姜蜜茶

［配料］白萝卜汁一杯，生姜汁半匙，蜂蜜 30g，陈茶 3g。

［用法］开水调制后冲服。

［功效］理气消食。

（3）消积茶

［配料］乌龙茶、佛手干各 3g，神曲、山楂肉、麦芽、槟榔各 5g。

［用法］上药细碾为末，取适量，开水冲服。

［功效］消积，助消化。

（4）葱白生姜茶

［配料］茶叶、吴茱萸各 6g，葱白 2 根，生姜 3 片煎汤。

［用法］取适量，一日两次饮。

［功效］行气和胃，消食。

［主治］腹满食滞。

（5）生土豆汁

［配料］土豆适量，白糖。

［用法］土豆捣破，用干净纱布包好，绞取汁液，入少量白糖搅匀。每次喝 10 ～ 20mL。

［功效］健中，润燥。

［主治］小儿厌食，拒食。症见口干喜饮，饮多食少，或食则必饮，形体消瘦，大便干结，小便黄，面色萎黄，心烦，舌红少津等。

（6）山药茶

［配料］生山药10g，鲜米汤20mL。

［用法］生山药烘干研细末，冲入沸鲜米汤搅匀。1次服完，每日1～2剂，宜常饮。

［功效］滋养脾阴，益气和中。

［主治］小儿厌食症。

（7）山楂汁

［配料］生山楂肉30～60g。

［用法］生山楂肉加水400mL，文火煎至150mL。每日1剂，分3次服完，5岁以上儿童可连楂肉同吃。

［功效］醒脾胃，消肉食。

［主治］小儿厌食。

（8）山楂麦芽茶

［配料］生山楂10g，炒麦芽10g。

［用法］生山楂切薄片，与炒麦芽同入杯，冲入沸水，盖上盖闷数分钟。取汁当茶饮，每日1杯。

［功效］和胃运脾，消食生津。

［主治］小儿面色少华，大便干结，厌食，或拒食。

（9）无花果茶

［配料］无花果干品适量。

［用法］无花果干品切小粒，炒至半焦，加适量白糖，沸水冲泡。取汁当茶饮。

［功效］开胃助运。

［主治］小儿厌食初起，病情不甚。症见饮食不香，面色少华，大便干结等。

（10）冰糖话梅茶

［配料］乌梅 60g，碎冰糖 60g。

［用法］乌梅放铝锅内，加水适量浸泡透发，再加热煎到半熟，捞出乌梅去核，果肉切丁，再放回原液中，加碎冰糖续煎，七成熟时收汁待冷，外部再蘸上 1 层白糖，装瓶。3 ～ 5 岁者每次 1g，6 ～ 8 岁者每次 2g，9 ～ 12 岁者每次 3g，每日均服 3 次。

［功效］开胃解渴。

［主治］3 岁以上小儿厌食症。

（11）党参红枣茶

［配料］党参 6g，红枣 6g。

［用法］党参切薄片，红枣去核后切丝，同入杯，用沸水冲泡 10 ～ 20 分钟。取汁当茶饮。

［功效］健脾养心，补益气血。

［主治］小儿面色萎黄或苍白无华，精神不振，肌体不实或消瘦，大便稀软不成形，舌淡苔白，脉弱无力。

（12）番茄姜汁茶

［配料］番茄若干，生姜汁。

［用法］番茄去皮，捣烂取汁 100mL。以生姜汁 5mL 调匀服食。

［功效］开胃消食。

［主治］小儿厌食症。

（13）桂皮山楂茶

［配料］桂皮 6g，山楂 10g，红糖 30g。

［用法］桂皮切 2cm 见方的块，与山楂同入锅，加水适量，武火烧沸后改文火熬 30 分钟，滤去渣，入红糖搅匀。每次 5 ～ 10mL，每日 2 次，或当茶饮。

［功效］温胃化滞，增强食欲。

［主治］厌食初起，病情不甚。症见食欲不振，脘闷食臭，大便不爽

或稀溏，舌苔白腻，脉沉滑等。

（14）醋浸生姜茶

［配料］生姜若干，醋，红糖。

［用法］生姜若干切片，用醋浸1昼夜（醋量以浸没生姜片为度）。用时取生姜3片，加红糖适量，沸水冲泡，当茶饮。

［功效］健胃散寒。

［主治］小儿厌食症。

（15）山楂麦芽饮

［配料］山楂10g，麦芽10g。

［用法］将山楂、麦芽同用水煎熬，取药汁约100mL，冲红糖水，作为饮料服。

［功效］健脾化积。

［主治］小儿食少、腹胀、大便不畅之厌食。

17 有哪些糕点能纠正孩子厌食症状

色彩丰富、形状各异、香味扑鼻的小点心能刺激孩子们的食欲，妈妈如果能根据孩子身体的需要，制作一些独具特色的点心，不仅能满足孩子的食欲，也可以有效地纠正孩子厌食的症状。

（1）八仙糕

［配料］芡实、山药、茯苓、白术、莲子、薏苡仁、白扁豆各150g，党参50g，糯米粉1000g，麻油100g，白糖250g。

［用法］将芡实、山药、茯苓、白术、莲子、薏苡仁、白扁豆、党参，晒干后共研为细粉，过筛。把上粉同糯米粉、白糖及麻油一并拌和均匀，然后加水适量，如常法揉成面团，压入木模，做成小饼块。把小饼块放入蒸笼内，蒸熟后晒干，备用。每日早晚空腹食用，每次1～3

块，用开水调服或嚼服，连服半个月。

［功效］健脾益胃。

［主治］小儿脾胃虚弱所致的厌食，泄泻，消化不良，腹胀便溏，面色萎黄，形体瘦弱等。

（2）糖渍金橘

［配料］新鲜金橘、白糖各500g。

［用法］将金橘洗净，压扁，去核，放入瓷器内，加白糖250g拌匀，腌渍1昼夜，待金橘浸透糖后，放入锅内，加水少许，烧沸后以文火熬至汁液耗干，离火，候凉，再拌入白糖250g，然后放入搪瓷盘内，风干数日，即成金橘果脯，装瓶备用。随意食用。

［功效］理气开胃，消食化痰。

［主治］小儿厌食，食欲不振，消化不良，胸闷腹胀，痰多。

（3）炖苹果泥

［配料］苹果1个。

［用法］将苹果洗净，去皮，切成薄片，放碗内加盖，置锅中隔火炖熟。用汤匙捣成泥状，喂幼儿服食。

［主治］小儿厌食。

（4）山楂莱菔子散

［配料］山楂360g，莱菔子90g。

［用法］将山楂烧存性，与莱菔子共研细末，混匀备用。每服3g，日3次，粳米汤送服。

［功效］健脾行气，消食化积。

［主治］小儿厌食。

（5）山楂饼

［配料］山楂15g，鸡内金7.5g，山药粉、麦粉各75g。

［用法］将山楂、鸡内金研为细末，与山药粉、麦粉加清水适量揉为

麦团，捏成饼，放油锅中煎至两面金黄时即成。每日 1～2 剂。或将山楂、鸡内金水煎取汁与山药粉、麦粉和匀，如法做饼服食。

［功效］健脾消食。

［主治］小儿厌食。

（6）萝卜饼

［配料］白萝卜 350g，瘦猪肉 150g，山药粉、麦粉各适量，葱、姜、椒各适量。

［用法］将萝卜洗净切丝，炒至五成熟，与猪肉同剁细馅，加葱、姜、椒、盐等拌匀，麦粉加清水适量做成麦团，拌成麦皮，以萝卜馅为心，麦皮为皮，做成夹心小饼，置油锅中烙熟服食。每日 1～2 次，空腹服食。

［功效］健脾消食，和胃化痰。

［主治］小儿厌食。

（7）山楂片

［配料］山楂片。

［用法］1～3 岁幼儿，每天吃 50g；3～6 岁幼儿，每天吃 100g。均分 3 次饭后吃，连吃 7～10 天。

［功效］消积化滞。

［主治］小儿因乳食停滞而厌食，面色萎黄，毛发不荣。

［注意］山楂片健胃消食，善治乳食积滞；但不宜多食，过食伤胃，降低消化功能。

（8）蛋黄油糕

［配料］鸡蛋数个。

［用法］鸡蛋连壳煮熟，去蛋壳、蛋白，留蛋黄放锅内文火熬炼取油。1 岁以下婴幼儿每天分 2～3 次服 1 个蛋黄油，1 岁以上小儿每天服 2 个蛋黄油，均 4～5 日为一个疗程。

［功效］滋阴降逆。

［主治］小儿单纯性消化不良性腹泻、呕吐，或婴幼儿慢性迁延性消化不良。

（9）麦芽山药糕

［配料］麦芽、山药各100g，鸡内金20g，山楂50g，粳米150g，白糖70g。

［用法］入锅炒熟，与白糖共研粉末，入蜂蜜少许压成方块糕。随意食用。

［功效］健脾开胃消食。

［主治］小儿厌食症。

（10）枣柿饼

［配料］柿饼30g，红枣30g，山茱萸10g，面粉100g。

［用法］柿饼去蒂、切块，红枣去核、掰开，与山茱萸共捣碎。拌匀烘干，研细粉，与面粉拌匀，加水适量调和，做成小饼，入热油锅烙熟。可作点心。每日服1次，每次50～100g。

［功效］健中，养阴，清热。

［主治］形瘦口干，倦怠乏力，懒动怕热，饮多食少，躁动易怒，尿黄便干，厌食，拒食等。

（11）枣肉饼

［配料］大枣肉250g，生姜30g，鸡内金60g，面粉500g，白糖适量。

［用法］生姜煎汤，枣肉捣烂，鸡内金烘干研细末，共和入面粉，做成小饼，烘熟。随意食用。

［功效］健中益气。

［主治］脾胃虚弱证之食少乏力，面色苍白，大便黏等。

18 小儿不宜吃的食品有哪些

儿童生长发育旺盛，基础代谢率高，应注意补充蛋白质、维生素等营养。但是由于儿童消化道发育不完善，胃肠道的消化、吸收能力弱，应注意使用营养丰富易消化的食物，如蛋类、鱼类、新鲜的水果蔬菜。同时要注意避免一些不适合孩子的食品。

（1）含脂肪、糖分过高的食品，如肥肉、奶糖、巧克力等食品，因其含糖及脂肪量较高，可增加血糖浓度，使饱觉中枢产生饱感，降低食欲。大量的糖在肠内酵解，使肠道气体增多，导致腹胀，从而影响正常的进餐。巧克力中的高脂肪以及草酸会与饮食中的钙结合，形成不溶于水的钙盐，如果长期食用，可能发生缺钙及发育迟缓现象，如头发干枯、乏力等。同时，临睡前吃巧克力还会黏附在牙齿上而易引起龋齿。多吃糖果，会增加对维生素 B_1 的消耗，可造成机体维生素 B_1 的缺乏，同时也会减少蛋白质和矿物质等营养的摄入，从而影响生长发育，严重时可导致缺铁性贫血、佝偻病、营养性巨幼红细胞性贫血等疾病。

（2）刺激性太大的食品，如辣椒、葱、蒜、浓茶、咖啡等，容易损伤孩子的口腔、食道、胃黏膜，引起胃痛、腹痛、腹泻。浓茶中含有大量鞣酸，鞣酸在人体内遇铁便生成鞣酸铁，难以被人体吸收，容易造成人体缺铁。对于婴幼儿来说，饮茶是没有好处的。因为茶中咖啡因会使孩子的大脑兴奋性增高，饮茶后不能入睡，烦躁不安，心跳加快，血液循环加快，心脏负担加重；茶水具有利尿作用，而婴幼儿的肾功能尚不完善，所以婴幼儿饮茶后尿量会增多，影响肾脏的功能。

（3）煎炒、油炸食品不易消化，如方便面等，是油炸面条加上食盐、味精组成的，最大弊端在于缺乏蛋白质、脂肪、维生素以及微量元素，而这些恰是孩子生长发育必不可少的。不能让方便面成为孩子的主食，否则可导致营养不良，危害孩子的身体与智力发育。

（4）含铅食品，如爆米花、松花蛋、罐装食品、软饮料等。铅是脑细胞的一大"杀手"，据调查当血铅浓度达到 5～15μg/100mL 时，就会引起孩子发育迟缓和智力减退，年龄越小，神经系统受损程度越大。因此，应注意儿童食品中要减少铅的摄入量。此外，需要注意少用含铅器皿。

（5）腌制食品，如泡菜、咸鱼等。泡菜也就是腌菜，可以少量吃，但是因其含有亚硝酸氨，可能会致癌，所以不应经常吃。各种咸鱼都含有大量的二甲基亚硝酸盐，这种物质进入人体后，会转化为致癌性很强的二甲基亚硝胺。

（6）鱼片干、鱿鱼丝等。这些均是由海鱼加工而成，含有丰富的蛋白质、钙、磷等营养元素，加上味道可口，不少家长喜欢把鱼片干作为孩子经常吃的零食。殊不知鱼片干中氟元素含量过多，是牛、羊、猪肉的 2400 多倍，是水果、蔬菜的 4800 多倍。而人体每日对氟元素的生理需要量仅为 1～1.5mg，每天从食物等摄入氟的安全限度为 4～6mg。如果超过这一限度，氟就会在体内蓄积起来，引起慢性氟中毒，使牙齿变得粗糙无光等。

小儿厌食症

NO.7

预防、养护与康复

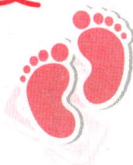

1 如何预防厌食症

合理的营养是健康的物质基础，平衡膳食是合理营养的唯一途径。营养学家认为平衡膳食应呈宝塔模式：底层为谷类，第二层蔬菜水果，第三层鱼肉蛋，第四层牛奶豆类，第五层塔尖是油脂。这些物质应根据孩子的年龄、性别、身高体重来适当搭配和摄入，才能使孩子健康成长。如果搭配不合理，很容易造成营养不良性疾病的产生。因此平衡膳食对预防厌食的发生格外重要。

第一，家长从心理上重视孩子的科学喂养，在孩子生长发育过程中及时添加有质量的副食品，为孩子提供充足的能量及营养。每一个孩子都是具有自身个体特征的，针对不同的孩子，家长应采取与之相应的方式喂养，并根据孩子的个体体质及其具体营养状况做出相应调整。此外，家长要采取人性化的喂养方法，让孩子愉快进餐，要与孩子有目光交流，有语言鼓励与表扬，细致耐心喂哺，要按照婴儿的饥饿与吃饱信号提供食物，进餐次数和食物量要符合孩子的年龄。

第二，不给孩子挑食的理由。家长在吃饭时首先要克服自身不良嗜好，改变经常购买不健康食品的习惯。家长在发表对食品的意见时要谨慎，避免孩子的误解，形成对孩子不良的心理暗示，譬如说胡萝卜味道不好吃，或者说菜太老很难吃等。另外，家长对孩子在纠正不良饮食习惯方面做出的任何一点进步，都应予以肯定和表扬，平时要少埋怨多表扬，家长以身作则常常会收到意想不到的效果，要用良好的饮食习惯影响孩子。

第三，进餐半小时前，最好不要进食甜点，以免减少正餐的食量。要控制孩子摄入饮料和果汁的总量，不能让孩子每餐必喝饮料，或者以饮料代替喝水。冰箱内不要存放大量的饮料，不能对孩子敞开供应，防止孩子随开随喝。家长要把多喝饮料的危害告诉孩子，让孩子明白道理，并要求大孩子不要自己经常去买此类饮料。

第四，小儿饮食应定时定量，不可过饥过饱，不要不吃或少吃早餐和午餐，多吃晚餐。节假日和家庭宴会要适度进食，不要大吃大喝，更不要狼吞虎咽，否则会损害胃肠道正常消化功能，甚至造成呕吐或消化不良。不要在餐间多吃零食，应多吃一些蔬菜、瓜果之类的食品，清淡饮食，要控制孩子吃糖果、饮料、巧克力等甜食的总量，少吃油炸的、油腻的食品，包括洋快餐。家长应熟知食物的温凉属性，选择适合孩子体质的食物，不要单凭口味挑选食物，同时还应根据季节变化调整食物。

第五，要文明用餐，不要让孩子在用餐时看电视、看书、玩耍或大声交谈。就餐环境要安静，培养细嚼慢咽的习惯。轻松舒缓的音乐有利于使孩子保持愉快的情绪。家长可在餐桌上结合菜肴讲些能促进孩子食欲的话，或介绍营养知识。餐桌不是纠正孩子不良饮食习惯的地方，应加强平时的教育，不要在就餐时训斥孩子。

另外，适当增加孩子活动量，动静结合，坚持让孩子适当地参加适合其年龄和个体特点的体格锻炼。合理安排作息时间，保证充足的睡眠，半岁以上的孩子尽量不要在夜间进食，睡前不宜剧烈活动，过度兴奋。此外，注意形成家庭融洽愉快的气氛，都是促进和保持孩子正常食欲的重要方面。

2 家长如何为孩子建立良好生活习惯

建立良好的生活习惯，有利于预防小儿厌食症的发生。"身教重于言教"，家长首先要从自己做起，树立科学、规律的起居、饮食习惯，做到膳食结构合理，三餐比例合适，早餐一定要吃好，不能应付了事。一日三餐总热能应为早餐和晚餐各占 30%，午餐占 40%。

（1）榜样的力量是无穷的

如果家长生活习惯不好，挑食或偏食，随口批评某某蔬菜不好吃，例如说"今天这个菜太咸了"，"那个菜有种怪味，一点也不好吃"，那么孩子很容易会效仿，以后碰到这个菜就会不吃。家长要注意自己的行为，避免给孩子带来负面影响。家长的带头作用，对促使孩子养成良好饮食习惯有着不可估量的作用。

（2）创造良好的家庭气氛

快乐的心情是健康的基础，在愉快心情下进食，会让孩子对食物充满兴趣。家庭要形成一个宽松的进餐氛围，有爱的交流与鼓励，也可在就餐时播放轻松舒缓的音乐，让孩子愉快进餐，享受就餐的乐趣。孩子厌食的时候，家长要多与孩子交流，采取鼓励与表扬为主的方法。

（3）有意识地引导

当孩子不愿吃某种食物时，家长应当耐心讲解各种食物的味道及其营养价值，把健康食品的好处以及甜食零食的危害告诉孩子，让孩子知道食物的营养价值比其口味重要。家长要树立一致的喂养方针，有意识、有步骤地去引导孩子品尝健康食物。既不无原则迁就，也不要过分勉强。

（4）不要滥用补药和补品

丰富的菜肴中的营养，完全可以满足孩子成长的需要。滥用补药或补品会增加孩子的胃肠负担，再成负面影响。市面上有些营养口服液，标榜能帮助孩子"长高长壮",但其实很可能含有激素成分。这些激素使孩子在五六岁时长得比同龄孩子高大壮实,其骨龄已达 8 岁或 10 岁。而等孩子进入正常发育阶段,反而不长了。有些家长喜欢拿一些大补类中药给孩子做药膳,包括人参、黄芪、冬虫夏草等。其实,越是大补类的药膳,越易改变孩子正常的内分泌环境。如必须服用时,应根据情况由医生决定。

3 季节变化与食欲有关系吗

《黄帝内经》曰:"夫四时阴阳者,万物之根本也。所以圣人春夏养阳,秋冬养阴。"中医讲因时制宜,四季的变化会影响小儿的食欲。一般来讲,春冬季节对食欲影响不大,夏秋季节对小儿食欲的影响较大。如夏季可选平性或寒凉性的食物,冬季则宜选温热性或平性食物。但要注意凡事不可绝对,不同孩子的体质存在差异。例如同样是夏天,有的孩子吃了冷饮就会肠胃不舒服,或者吃了西瓜和生梨也会腹泻;在冬天,有些孩子吃了羊肉火锅就会引起口舌溃疡或大便干结。因此,家长既要根据不同的季节,又要根据孩子的体质情况,合理地挑选不同性质的食材来组织一日三餐的食谱,以利于孩子健康。

据统计,小儿厌食症高发的季节是秋季和夏季。有研究报道,当气温超过 35℃湿度超过 60% 时,就会使人的神经调节功能减弱,也会使人体消化液的分泌减少,这就是天热不想吃饭的原因。尤其机体调节能力差的孩子,到了夏天就会"疰夏",出现精神疲乏,少动而喜坐卧,口中无味而胃口差,厌食症的发病率上升或症状加重。为了降低厌食症的发生,一定要注意孩子的防暑、保暖工作。顺应季节的变换,选择相应的菜肴,以维持孩子良好的食欲及正常的生长发育。

专家提醒：

　　孩子身体调节能力差，四季的变化会影响孩子的食欲。比如春天会因为春困影响食欲，夏天会因为酷暑难耐而不愿进食，秋季天气突然转凉，寒凉气候也会影响食欲等。

4 如何纠正不良的饮食习惯

　　良好饮食习惯的养成，是保证孩子健康成长的基础。

（1）不要把零食当"主食"

　　零食是孩子喜爱的食品，吃零食虽然可以增添生活的乐趣，但其负面影响不可忽视。零食吃得太多，会使胃肠道内一直有食物存留，使胃肠道不断地蠕动并分泌消化液，这样就增加了消化道的负担，到了吃饭的时间，消化液分泌不足，就会降低食欲。因此，不能随便给孩子增加零食，孩子有了饥饿感，就会对饭菜产生欲望。

（2）饮食花样不断翻新

　　没有一种食物能提供人体所需要的全部营养，只有吃多样化的食物才能获得全面的营养。给孩子吃的食物，要注意新鲜和品种多样化。不仅有蛋类、肉类及豆制品，还应有各种蔬菜瓜果，注意按比例提供各类食品，并且讲究烹调技巧，做出美味可口的菜肴。实践证明，饭菜多样化、艺术化、色香味俱全是刺激孩子食欲的好方法。

（3）要顺其自然

　　要尊重孩子的个性，每个孩子的进食行为都有其个性，如接受与适应新事物的快慢程度，口味的选择，对食物的喜爱等，家长对此要充分估计和正确认识，采取相应的措施，不能把别人的经验生搬硬套在自己孩子身上。对于已经有厌食习惯的孩子，遇到不肯吃饭的情况时，不要大惊小怪，不能强制性地喂食，家长可以不动声色地把食物拿开，即使饿一顿或少吃一点，也不会影响健康。

（4）保持愉快的情绪

愉快的心情有助于消化液的分泌，从而增进食欲。家长可以在饭前给孩子看些有趣的画报，听些音乐，讲些笑话或者邀请其他孩子一同进餐。可以经常介绍一些食物的简单营养知识，让孩子自觉喜欢这些食物，还可以让孩子主动参与，如一起去菜场挑选食材。有了自主权，孩子吃饭的积极性会更高。需要注意的是千万不要边吃饭边训斥孩子，或谈论孩子敏感的话题，这会影响孩子的食欲。

（5）培养良好的饮食习惯

一日三餐，定时定量。每周应提供 1 ～ 2 次富含铁、锌、碘的食物，如肝脏、海带、紫菜及坚果类。尽量减少孩子零食摄入量和次数。少吃油炸的、油腻的食品，包括肯德基、麦当劳等洋快餐。甜点、水果应放在早餐和中餐后，饭前和晚上不要给孩子吃甜点。

5 夏季宝宝食欲不振怎么办

宝宝在夏季偶有食欲不振属于正常现象。一般情况下，孩子在夏季出现食欲不振、厌食或食量减少的情况比较常见，这是由于夏天气温较高，机体为了调节体温，较多血液流向体表，内脏器官供应相对减少，影响胃酸分泌，导致消化功能减低。另外，热天全身代谢加快，出汗较多，汗腺分泌旺盛也会抑制消化酶和消化液的分泌，如果大量的喝水和饮料就会进一步稀释消化液和消化酶，进而影响消化，降低食欲。还有的家长因为担心孩子太热，把房间的空调温度开得过低，孩子因此患上

"空调病"，精神疲乏，不愿好好吃饭。

为了让孩子在夏天保持正常的食欲，可参考以下建议：

（1）炎热的夏天，要注意饮食清淡、卫生、易消化，多给孩子提供一些新鲜而含脂肪少的食品，如鱼、虾、豆制品及新鲜蔬菜水果，少吃油炸食品或含油脂较多的休闲食品。

（2）冷饮要少吃，控制总量。在不影响正餐摄入的前提下，适当提供冷饮。一般安排在孩子午睡起床后或正餐后少量食用，千万不能放在餐前吃，否则可能引起消化功能减退而不思进食。对于平时脾胃虚弱的孩子要少吃或不吃冷饮。

（3）少吃甜食。夏天常见的碳酸饮料、乳饮料、糖果或甜食等，要少吃。家长制作菜肴的时候可以比平时略咸一点，以补充孩子出汗过多丢失的盐分。

（4）饮食要多样化，夏天应季的蔬菜水果较多，菜谱要经常更新。菜肴口味可以采用酸甜或鲜咸味，以促进孩子的食欲。食物种类要多样化，孩子一天摄入的蔬果种类最好保持在15种以上。

（5）适当进食防暑降温的食物。暑天气温高，一些平性或凉性的食物，适合夏天食用，如西瓜、黄瓜、苦瓜、丝瓜、冬瓜、茄子、番茄、藕、绿豆、百合、莲子等。可以适量饮用大麦茶、菊花茶、草决明茶，少吃温热性的食物。

（6）勤洗澡、适量运动也能促进周身血液循环，提高胃肠道消化功能。孩子经常有饥饿感，也会提高对食物的兴趣。

（7）如果孩子很多天都不怎么吃东西，并伴有消瘦、头发枯黄、脸色差、皮肤弹性不好、手指易长倒刺等症状时，应及时到医院就诊。在医生指导下，可辅助服用一些帮助消化的药物，如多酶片、胃蛋白酶等，还可适当为孩子做顺时针的胃肠道抚触，以促进食物消化。

6 少吃糖多运动能增强食欲保健康吗

合理的膳食应由多种食物构成，不仅要提供足够的热能和各种营养，以维持机体正常生理功能，还要保持各种营养之间的均衡，以利于消化吸收和利用。家庭平衡膳食一定要有合理的总体食物结构，每个菜肴不仅有其独特风味，而且在营养方面也有其特点。家庭平衡膳食，家长要避免以自己喜欢的口味作为选择标准，这样往往达不到营养均衡的目的。

（1）远离含糖饮料，节制冷饮和甜品

糖分是天然的食欲抑制剂，它能很快被血液吸收，让人一下子就觉得饱了。过多摄入含糖饮料或贪恋冷饮，会让孩子天天感觉吃不下，并形成恶性循环。家长要把贪凉饮冷的危害告诉孩子，其危害之一就是容易产生能量过剩，体重容易超标，同时对孩子牙齿不利，容易产生龋齿。家长可以告诉孩子，"甜的饮料喝多了会牙齿疼"，这是孩子最容易接受的道理，因为孩子一般怕疼。

（2）适当补充益生菌

适量益生菌犹如一道"开胃菜"，它能使食物中的大分子蛋白质、脂肪分解，帮助人体分解乳糖，缓解乳糖不耐受造成的如胀气等症状，帮助孩子消化吸收，还能够产生重要的营养物质如维生素等，缓解过敏反应。补充益生菌可以迅速增加肠道内有益菌的数量，抑制有害菌增长，恢复肠道菌群平衡及肠道正常的 pH 值，预防和改善腹泻的症状，增强孩子的免疫力。

（3）增加运动量

生命在于运动。运动可以改善胃肠道的功能，促进食欲。在清晨和傍晚的时候，经常让宝宝到户外运动一下，比如游泳、骑自行车、跑步、打球等，可以增加孩子的进食量。需要注意的是，运动结束后不宜马上

就餐；运动量也不宜过大，过度运动反而会影响食欲，一般以半小时左右为宜，视运动的剧烈程度可做适当调整。

7 如何从心理上预防小儿厌食

孩子的厌食行为是后天形成的，不是天生的。有些家长对孩子的不良生活行为缺乏正确认识，常常误以为孩子长大了自然就会改掉这些不良行为。殊不知，孩子一旦养成了不良的饮食习惯，就会直接影响摄取合理营养，其不良作用甚至会影响孩子的一生，家长千万不能掉以轻心。

帮助孩子从小建立良好的饮食习惯，是保证孩子正常生长发育和身心健康的基础。和谐的家庭气氛能通过孩子的感觉器官刺激孩子的神经，使之产生愉快满足的心理活动。家长应该让孩子在表扬与鼓励声中，逐步纠正不良饮食习惯，强化好的饮食习惯。

（1）说教法

要用生动的、趣味的方法，对孩子讲明偏食的害处，告知各种食物中营养成分对人体正常发育和健康的重要性。说教要生动、实事求是，可用图片、实物演示，这对学龄儿童或学龄前儿童会取得较满意的矫正效果。

（2）鼓励法

对孩子不吃的食物，经过劝导能少量进食时，应予鼓励。首先必须对孩子的需求心理有充分了解，以便有针对性地给予奖励。比如带孩子到动物园看珍奇动物，送孩子想要的图书，但注意不要拿甜食和洋快餐来奖励孩子。也可在准备饭菜时与孩子一起商量吃些什么，一起去市场买菜，让孩子帮助择菜、洗菜，并有意夸赞孩子的劳动成果，使孩子觉得饭菜更有味道。

（3）脱敏法

在不让孩子知道的情况下，在他最喜欢吃的食物中掺入不爱吃的食物。如有的孩子不吃牛肉、羊肉、虾、姜、芹菜等，可将这些食材切成碎末，拌在菜里或饺子馅中。开始时少量，以后再逐渐增加。脱敏法对较顽固的偏食孩子，常收到良好的矫正效果。但施行时需要有耐心，不可急躁，一旦有效果，还需不断强化巩固效果，否则如果放弃约束，其偏食行为往往容易反复。

（4）替代法

例如用其他烹调方法代替油炸的方法，用低糖的自制饮料代替含糖量高的碳酸饮料，用走路上学代替乘车，用爬楼梯代替乘电梯，用到公园里玩耍代替在快餐店聚会等。

（5）荣誉法

充分发挥荣誉平台的作用，对于幼小的孩子可以采取口头表扬，或贴小红花的方法，让孩子觉得改正不良行为是件光荣的事情；另一方面，也使那些尚未纠正不良饮食行为的孩子产生羡慕，促使他们改变行为。荣誉平台要长期存在，并且在适当的时候给予一些物质奖励，如小玩具、文具等。

（6）惩罚法

家长要了解孩子的心理需求，发现孩子不吃某种食物时，可以取消他最有兴趣的活动，比如缩短玩游戏的时间，向孩子提出适当的要求，也会达到克服孩子偏食习惯的目的。

8 孩子得了厌食症家长如何应对

（1）让孩子独立用餐，稍大些的孩子允许用自己的方式选择就餐时间，或自己决定饭量。家长不要硬性规定孩子必须完成的饭量。定时就餐可形成有益条件反射，到了就餐时间帮助孩子做好餐前准备，如停止游戏、清洗双手、戴上围嘴等，可以让孩子参与一些力所能及的准备工作，如摆摆筷子等。建议为孩子准备专用餐具，以便对孩子的食量一目了然。要培养孩子自己用匙、杯、碗的习惯，也可让孩子自己挑选食品，主动参与可增加兴趣，使食欲大增。

（2）可以邀请孩子喜欢的同伴共同进餐。尤其是可以把具有健康饮食行为的孩子和不良饮食行为的孩子结成对子，以产生好的影响。

（3）限制零食。限制零食才能保证正餐时的食欲。不管是零食的数量还是吃零食的时间，均要加以限制。零食不能代替正餐，饭菜的营养价值大大超过糖果、饮料等零食，尤其在饭前1小时之内应该忌食糖果和甜食。经常吃零食会使孩子的胃没有排空的时间，慢慢会造成饥饱不分，胃肠消化酶分泌及蠕动均失去规律，到了吃正餐时也就失去了胃口。

（4）每天必须有一定的运动量。适量的活动和锻炼，可以促进血液循环，使孩子的新陈代谢及能量消耗增加，促进消化吸收，增加食欲，并使消化液的分泌增多，胃肠蠕动增强，能够吸收更多的营养物质，以满足身体运动及生长发育的需要。

（5）对于饭量突然减少的孩子，家长要细心观察，分析原因，有针对地解决因疾病或情绪问题带来的厌食行为。很多因素会影响孩子的食欲、消化及吸收，如食物的性质、饮食习惯、生活地点、家庭成员的变化、活动锻炼情况、睡眠质量、疾病、胃肠道的功能等。有些家长机械要求孩子进食，遇到孩子食量变化较大或偏食时，往往误解为孩子是厌食。

9 捏脊能让宝宝吃饭香吗

2岁的娟娟特别怕打针和吃药，但最近经常感冒、发热，偏食厌食的症状很明显。眼看着孩子一天天瘦下来，她的父母很伤脑筋。

娟娟的妈妈带孩子到医院检查，儿科医生给妈妈讲了一个顺口溜："纠偏食，并不难；捏脊梁，吃饭爽。"说完，医生让娟娟趴在膝盖上，露出腰背和臀部皮肤，用她的双手拇指与食指娴熟而又轻柔地从尾骨部长强穴起，上至第七颈椎部的大椎穴，将脊柱两旁肌肤捏拿、推捻、提放连续数次。在孩子主动积极配合下，在轻松愉快的氛围中，完成了捏脊的治疗过程。娟娟的厌食症状很快消失了，身体也恢复了健康。

小儿捏脊法是我国传统医学中一种古老而实用的疗法。它是以中医基础理论为指导，运用捏拿手法刺激小儿脊背的皮肤，达到防病治病的目的。人体背部的正中为督脉，督脉两侧为足太阳膀胱经，这两条经脉是人体抵御外邪的第一道防线，捏脊疗法就要是对宝宝背部的几条经脉及脊椎两侧分布的腧穴和神经进行刺激，通过这些神经节和神经干的刺激，来调整内脏功能，达到增强体质、治疗和预防疾病的目的。临床上除用来治疗小儿厌食外，对小儿疳积、消化不良、呕吐、咳喘、反复呼吸道感染等都有良好的效果。

捏脊疗法有疏通经络、调整阴阳、促进气血运行、改善脏腑功能、增强抗病能力的作用，在健脾和胃方面的功效尤为突出。临床上常用于治疗小儿疳积、消化不良、厌食等。经常捏脊，可以起到保健作用。由于操作简便易行，见效快，没有危险，且易学易懂易操作，的确是家庭小儿保健的好方法。有心的家长学会后，在家里就可经常给宝宝做。但需要注意以下几点：

（1）捏脊疗法适用于半岁至六七岁的婴幼儿，过小的宝宝皮肤娇嫩，操作者力度掌握不好容易损伤皮肤。

（2）捏脊一般在早上起床前或晚上临睡前进行效果较好，宜空腹或饭后2小时再进行，每次捏的时间不宜过长，3～5分钟为宜。

（3）治疗前家长的指甲要修剪，以免刺伤孩子皮肤，且手要够暖。

（4）手法应轻柔，用力要适当，节奏要均匀，过饥过饱均不宜进行。

（5）注意保暖，室内温度要适中，治疗后给孩子饮点温开水，以防受寒感冒。

（6）背部皮肤有破损、创伤，或者患有皮肤病及高烧时要暂停治疗，有心脏病或有出血倾向的小儿不宜用捏脊疗法。

10 如何预防孩子节假日后厌食

每逢节假日过后，儿科门诊都会有很多因为食欲减退、吃不下饭或消化不好、腹泻等原因来就诊的患儿，我们称之为"节日病"。出现这种病的原因有两大类：首先是节日期间家长放松对孩子的监管，造成孩子饮食不节制、暴饮暴食。未成年孩子的消化能力有限，短时间内塞进去很多油腻而且复杂的食物，超过胃肠道的消化能力，孩子就会出现腹胀，甚至恶心、呕吐等病症。此外，饮食不洁也是造成上述情况的主要原因。人们在节日期间摄入大量食物，但觥筹交错的热闹中往往会忽略饮食卫生，使细菌乘虚而入引起肠胃疾病。

每年的重要假日或纪念日，许多家庭喜欢安排外出就餐，并且结合这些假日或纪念日准备一些其他节目来活跃气氛，这样可以丰富孩子的生活，为生活留下美好的回忆。在外出就餐时，点菜的技巧是非常重要的，一般应掌握以下一些原则：

（1）最好不要在饭店里点能够在家里烹制出的菜肴。要选择一些有特色的、家里不常吃或者难以烹调的较为复杂的菜，或饭店的特色菜肴，但不应油腻。

（2）在外聚餐点菜时，最好按照人数和个人食欲点合适的菜量。如果点菜太多，不能吃完，也不应勉强，可以将剩菜打包，不必难为情。

（3）点菜的"质"尤其重要，要注意营养均衡。有些人点菜时，荤菜点了七八个，蔬菜只有一两个，这是不合理的。建议可以点一些荤素搭配的菜肴。

（4）点菜时也要考虑食物冷暖性质的合理搭配，摄入大量偏热或偏冷的菜肴容易引起上火或胃肠不适。

（5）一般来说，烧、烩、蒸、煮等方式烹调的菜肴，热量是较少的。而带有油炸、干煎、酥脆、奶油以及奶酪等字眼的菜肴，则应提高警惕，不能多点。甜羹或油饼类能量也较高，不要多吃。如果对某一食物的做法不甚了解，可以向服务员询问后再决定。

（6）如果服务员推荐各种价格优惠的大份饭菜，最好婉言拒绝。

（7）在外就餐后，应该在次日适当地减少荤菜的摄取量，可以吃得清淡一些。这种自觉的调节对健康有益。

专家提醒：

　　家长需要注意，任何时候都要让孩子有节制地进食。健康的生活方式才是人体健康的保障。合理的膳食，应供给机体适量的热能和各种营养，既不能缺乏，也不能过量，缺乏会造成营养不良，过量会影响消化道对食物的吸收和利用。因此，一日三餐要做到结构合理、比例适中，才是科学的饮食行为。

11 如何养成定时定量、专心进食的好习惯

定时、定量、专心进食是良好的饮食习惯，也是增进食欲、保证孩子摄取足够营养、维持身体健康和生长发育的重要环节。有些家长没有做到定时喂食，只要孩子一哭就喂食，这样孩子的消化器官得不到应有的休息。喂养不当会使婴儿营养摄入不足或不平衡，不仅会减弱消化功

能，也会降低机体抗病能力而引起疾病，这些都可能成为婴儿厌食的直接或间接原因。如果进餐时间早晚无规律，也会影响食欲。为了能使孩子做到定时、定量、专心进食，家长应尽量促成孩子形成进食的条件反射，建议做到以下几点：

（1）进餐环境保持安静、整洁，心情愉快，思想集中。进食时不要逗玩或责训孩子，不要谈论与进食无关的事情。进食时家长如果唠叨不休，数落孩子的错误，造成气氛紧张和不愉快，就会抑制孩子的食欲。还有些家长对孩子的自由过于限制，强迫孩子学绘画、弹钢琴、背唐诗等，学得不好就大声斥责，这会让孩子大部分时间都陷入情绪低落中，因而食之无味。

（2）规定进食时间，一般每日进餐时间应固定。不要在孩子玩得十分高兴时，突然叫孩子吃饭，要事先告知孩子可以收拾玩具准备就餐了，如果不是预先让孩子的思想从游戏转为吃饭，或者勉强让孩子从玩的地方转来吃饭，那么孩子的心思就仍然在玩上，无法专心进餐，胃口会大受影响。

（3）做好进餐前的准备工作，如停止游戏、饭前先洗手、戴上围嘴等。还可以让孩子参与一些餐前的准备工作，如摆摆盘子、椅子等。

（4）孩子应有自己固定进餐的位子，不要经常调换位置。

（5）孩子应有自己专用的餐具，如碗、筷、勺子和专用座椅等。固定的进餐位置，专用的碗筷桌椅都是引起"进食"条件反射的良好刺激，可增进食欲。

（6）进食之前不给幼儿吃零食。每餐饭菜的量适中，不要时多时少。

（7）整个进餐过程要让孩子思想集中于吃饭这一件事上，不能让孩子边吃边看电视，更不能边玩玩具边吃饭。

（8）家长不要用吃饭作为条件，答应孩子的各种要求，避免孩子养成拿吃饭多少与家长讲条件的不良心理倾向。同时也不提倡用食物奖励孩子的做法。

12 如何让宝宝爱上吃饭

从宝宝尝试第一口辅食开始，到宝宝一岁能食用绝大多数食物，这期间要经过妈妈和宝宝的共同努力。一些小"手段"可以帮助宝宝对食物产生兴趣。

（1）从少量到适量原则

第一次给孩子尝试某种食物时，注意剂量要少，每次 1～2 小勺，每天一次。待宝宝适应后，再根据需要缓慢增加。需要注意的是，不要强求婴儿吃完每次准备好的食物。不同婴儿对热量需求相差很大，家长不要将自己宝宝的食量与其他婴儿相比，只要婴儿的生长发育指标在正常范围内，就可以认为所添加的辅食量是合适的。

（2）从一种到多种原则

添加从未吃过的新食品时，必须先试一种，待宝宝习惯后再试另一种，不要一次给多种。添加新的食品时应有 3～5 天的间隔。不同的婴儿接受新食物的时间有差异，短的只要两三天，长的需要五六天甚至更长。

在刚开始喂辅食时，宝宝会边吃边吐，或是用舌头将小勺顶出来，家长千万不要以为宝宝对该食品不接受。因为刚开始时，宝宝的舌头运动不灵活，常用舌头把食物推出口腔；或是不太适应用勺吃食物，只要反复训练几次，宝宝就会学会这种新"技巧"，学会支配舌头并将食物吞咽下去。

如果宝宝出现腹泻或其他过敏症状时要停止喂食。为避免过敏，添加辅食可先从单一谷类如大米开始，因为大米中所含谷蛋白（面筋）含量最低，不易引起过敏反应。宝宝对食物的过敏并非永久性的，等长大后有些过敏反应会消失。一旦宝宝对单一谷类食物的耐受力形成后，就可逐步添加其他食物。当宝宝习惯了不同的食物后，可以从已吃过的食物中挑选几种食物有机组合，完成由添加单一食品到混合食品的过渡。

（3）由稀到干、由细到粗原则

宝宝的咀嚼能力是逐渐完善的，因此辅食的质地应适合宝宝的咀嚼能力。一般来说，应从较稀的流质食物开始，逐渐过渡到较稠的流质、半流质、泥糊状，最后到固体食物。例如从米汤、薄粥、厚粥，最后到软饭。食物性质从细到粗，先喂菜汤、细菜泥，再逐渐地试喂粗菜泥、碎菜和煮烂的蔬菜。

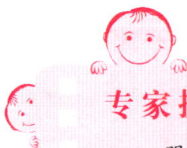

专家提醒：

婴儿在6～8个月的时候，应开始添加可咀嚼食物，如饼干、馒头或烤面包等，以帮助婴儿锻炼牙床及颌关节。即使宝宝还没有出牙，给他们硬的磨牙饼干啃咬，也能增加他们对固体食物的感觉，有利于味觉、咀嚼、吞咽功能的发展，并能加强胃肠的消化吸收功能。

（4）口味偏淡原则

4个月以内的婴儿，由于肾脏功能尚不完善，不宜吃盐。婴儿摄取的钠主要来源于母乳或配方乳、婴儿食品和家庭自制食品。一般来说，前两者就能满足婴儿对钠的需要。婴儿摄入的钠明显增多会加重肾脏负担。因此，在菜泥、果泥、蛋黄等自制辅食中，不应加盐。6月龄婴儿开始吃菜粥或烂面条时再考虑加少许盐，以能尝到一点咸味为度。此外在添加顺序上，应先添加蔬菜，后添加水果，因为婴儿喜欢甜的味道，先尝到水果甜味的婴儿，有可能会拒绝蔬菜。

（5）身体健康时添加原则

当婴儿消化不良或者生病时，应暂停添加辅食，待婴儿身体恢复健康后再继续添加新品种。这是因为婴儿生病时，消化能力减弱，此时添加新的辅食易导致消化功能紊乱。

（6）辅食要新鲜、卫生、品质好

辅食应该以天然清淡为原则，制作的原料一定要鲜嫩，最好选择有机食品。家庭制作辅食要保证食品的卫生安全。

专家提醒：

添加辅食尤其是蔬菜辅食以后，宝宝会出现吃什么拉什么的现象。这是因为蔬菜加工的不碎，肠道不能均匀地将蔬菜与其他食物混合所致。

（7）培养宝宝愉快进食心理

妈妈在给宝宝喂辅食时，首先要为宝宝营造一个快乐和谐的进食环境，最好选在宝宝心情愉快、精神好，并稍稍感到饥饿的时候，例如可选在两次喂奶之间。

要注意培养宝宝进餐时的注意力。在全家一起吃饭时，把宝宝的饭也放在桌前，让宝宝坐在自己专用的餐椅上吃饭，和家人共同进餐有利于激发孩子对食物的兴趣。

13 挑食和厌食有区别吗

森森4岁了，平时只喜欢吃菜，不喜欢吃米饭。最近半年时间内森森经常感冒发烧，幼儿园每一波生病都少不了他，这是厌食吗？这种厌食的情况和饮食习惯有关吗？

现在家长都很迁就孩子，孩子们想吃什么家长就提供什么，有的孩子爱吃鱼吃肉，一点青菜不吃；有的孩子只吃菜，不吃饭；还有的孩子甜食、饮料不离嘴，根本就不好好吃饭……这些不合理的饮食习惯会直接影响孩子的消化吸收，没有平衡的膳食，就没有健康成长的基础条件。缺乏任何一种营养元素，都会引起孩子营养不均衡，直接影响孩子的免疫力。

厌食与挑食有很大区别。厌食是孩子对食物没有兴趣，挑食是由孩子对丰富多样、色彩鲜艳的食物的好奇心造成的。对挑食的孩子，家长可以把饭菜做的花样多一些，比如做些五彩饭，番茄炒蛋饭，可以将蛋围边，番茄放在饭中间，拼成花的样式来刺激孩子的视觉，孩子就会吃得有滋有味。

14 引起宝宝消化不良的诱因有哪些

（1）食物不易消化

婴幼儿的消化能力差，3个月内的婴幼儿，其消化液与成人不同，对淀粉的消化能力比较差，需要特别注意。2岁以下的婴幼儿所添加的食品，一定要烂、细、软，比如可将青菜切碎捣成菜泥，肉类去骨，鱼肉去刺，有核的食物去核，果仁如豆、花生、核桃等要煮烂或磨碎成粉，或制成泥糊状才可给幼儿食用。而对于2～3岁的婴幼儿，已经有16～20颗乳牙，食品可以稍微粗一点。带馅食品比较受幼儿欢迎，如馄饨、包子、饺子、夹心面包等。要根据孩子不同的年龄特点，饮食逐渐由流质向半流质（如米汤、糊状食品、稀饭）以及固体食物（如软饭、面包等）转变。

（2）一次进食量过多

婴幼儿的饮食原则是少食多餐。一次摄入较多的蛋白质、脂肪或谷类会造成消化不良。因此家长在喂养时要与孩子有目光交流，细致耐心喂哺，要按照婴儿的饥饱信号提供食物，进餐次数和食物量要符合婴儿的月龄。在给婴幼儿尝试吃一种新的食物时，一次量不能给太多，要逐渐地增加，慢慢适应。对小婴儿要记录进食日记，及时发现可能发生过敏的食物。

（3）食物搭配不合理

有些家长认为某种食物有营养，或者是"高级"，就不停地给孩子吃。孩子吃得多，家长就很得意。在家长不自觉的暗示下，孩子慢慢形成了偏食的习惯，像偏食肉类、巧克力、大虾等。有的家庭不注意变换食物花样，忽视了食物的多样化，造成饮食结构不合理，引起孩子某些营养的缺乏或不平衡而导致孩子食欲不振。婴儿在 4 个月以后，要注意给予营养平衡的饮食，增加奶类以外的辅助食品。孩子的生长需要各种各样不同的营养，其中包括蛋白质、脂肪、碳水化合物、维生素、矿物质和微量元素、纤维素等。粮食是最基础的食品，而肉、鱼、奶、蛋、蔬菜、水果等都是身体所必需的。因此，家长需要细心搭配孩子的饮食，做到食品多样，避免孩子偏食、挑食或食物过于单调。平衡的饮食才能满足孩子身体发育的需要。

15 合理的烹饪有利于提高食欲吗

（1）不恰当的烹调方法会造成食物的营养丢失。比如谷类，一般来说加工得越精细，营养丢失的越多。长期吃过于精细的食物，不仅减少了 B 族维生素的摄入而影响神经系统发育，而且损失过多的铬元素还会影响视力。现已确认的是，铬元素的不足乃是近视眼的一大成因。因此，细粮、粗粮搭配更为合理。家长需要适当给孩子安排一定量的粗粮糙米，以供给足量的铬元素。

（2）蔬菜和肉、蛋、鱼合理搭配，可以改善食物的感官性状，提高食物的营养价值，有利于增进孩子食欲、促进消化吸收。幼儿每天膳食

结构的基本框架包含 5 组营养性食品。具体来说，每天提供 2 瓶牛奶，1
只鸡蛋，动物性食品 85～105g，蔬菜 100～150g，水果 75～100g，另
外还要提供豆制品平均每天 25g，糖、油、盐适量。

（3）食物要色、香、味俱全，花色品种要翻新。拿烹饪鸡蛋来说，
有的家长很少改变烹调方式，天天吃同样的白煮蛋，这会使孩子对鸡蛋
产生厌恶。其实除了可以做成白煮蛋以外，有一些菜式可以让孩子不仅
爱吃鸡蛋，而且蛋白蛋黄都吃。例如：①鸡蛋打碎后加适量水和盐蒸成
蛋羹；②炒鸡蛋或煎鸡蛋夹面包；③白煮蛋去壳后，在蛋白上划三四个
口，与肉一起红烧，使肉汤渗到蛋黄中，增加蛋黄的味道；④虎皮蛋或
者茶叶蛋；⑤炒鸡蛋加上其他配料，如西红柿、蘑菇、豌豆、银鱼或虾
仁等；⑥蛋花汤，可以选择性地加入紫菜、虾皮、丝瓜、豆腐、榨菜、
番茄等。此外，还可自制牛奶鸡蛋煎饼、葡萄干或蜜饯鸡蛋糕。这样经
常变换花样，可引起孩子的就餐欲望。

16 孩子不爱吃菜怎么办

蔬菜含有丰富的维生素和矿物质，是不可缺少的食物种类。孩子不
爱吃蔬菜一般都是有原因。有的是由于蔬菜本身的问题，如菜太老，含
有较多的粗纤维，而孩子的咀嚼能力差，不容易嚼烂，因此难以下咽，
或菜有特殊的味道，或菜不如肉香，口味不佳，孩子不喜欢吃；还有的
是家庭或家长的问题，如家庭所选蔬菜品种有限，或家长自己不爱吃蔬
菜，或家长无意中对某些蔬菜发表了不恰当的意见，说某某菜看真难吃
等。要解决孩子不爱吃蔬菜的问题，必须对上述原因逐一予以排除。具
体可分为以下几方面：

（1）从小就要给孩子吃蔬菜，可以避免日后厌食蔬菜

从婴儿期开始，就应该适时地给孩子添加一些蔬菜的辅助食物，刚

开始可以给孩子喂一些用蔬菜挤出的汁或用蔬菜煮的水，如西红柿汁、黄瓜汁、胡萝卜汁、绿叶青菜水等，然后可以给孩子喂些蔬菜泥。孩子快 1 岁的时候就可以给切碎的青菜了，可以把各种各样的蔬菜剁碎后放入粥、面条中喂孩子吃。

（2）扩大蔬菜品种

蔬菜品种繁多，是一个大家庭，包括鲜豆类如豆芽、扁豆、豌豆等；根茎类如土豆、胡萝卜、藕、山药等；茎、叶、花类如青菜、油菜、菠菜、菜花、芦笋等；瓜茄类如黄瓜、冬瓜、丝瓜、南瓜、番茄等。如果孩子仅仅是不吃一两种蔬菜，这不足为奇，完全可以更换同类的蔬菜，如不爱吃丝瓜的可以改吃黄瓜、冬瓜等，不爱吃青菜的可以改吃油菜、菠菜等。一般来说，每天应提供 3 ～ 5 种蔬菜，并注意经常更换品种。家长要有意识地让孩子品尝四季时鲜蔬菜，不断增加蔬菜品种，这不仅培养了孩子进食多样化食物的良好习惯，而且会让孩子从不同的蔬菜中获得丰富的营养。

（3）讲究烹调方法

讲究合理的蔬菜烹调方法，对不爱吃蔬菜的孩子来说尤其重要。饺子、包子等带馅类食品大多以菜、肉、蛋等做馅，这些带馅食品便于孩子咀嚼吞咽和消化吸收，且味道鲜美、营养也比较全面。对于那些不爱吃蔬菜的孩子，不妨经常给他们吃些带馅食品。也可以把一些蔬菜如西红柿、水萝卜、黄瓜等做成凉拌菜吃。

17 孩子不爱吃肉怎么办

孩子不爱吃肉大致有三种原因，其一是食欲差，一见油腻的菜肴就反胃；其二是嫌猪肉、牛肉咬不烂、塞牙；其三是受家庭的影响。因此，在具体操作上，应对孩子的具体情况，采取相应的措施。现介绍如下：

（1）改善孩子的肠胃功能，提高荤菜的烹调技巧。食欲不好的孩子可以去看中医，在医生指导下适当地服用中成药或汤药来改善孩子的肠胃功能，如参苓白术散、四君子汤加减、健脾合剂等；也可以补充适量 B 族维生素或锌制剂等。一些药食同源的食物对改善胃肠功能也有一定效果，如山药、薏苡仁、白扁豆、红枣等。家长烹制荤菜时注意不要太油腻，肉汤要撇去浮油，肥肉不要入菜，加工时要用葱、姜、蒜及料酒去腥。新鲜大蒜切成大米粒大小在锅中炸香，炒其他菜肴时加一点不仅可以使菜肴生香，而且还能促进食欲。

（2）改变肉类的加工方法，常可使肉质变得鲜嫩可口。例如参照溜肉段的方法加工肉类，可使肉的质地鲜嫩，嫌肉老塞牙的孩子常常会喜欢；红烧肉烧好后再隔水蒸一个多小时，常可使瘦肉变得松软；罗宋汤里的牛肉先煮烂，然后再加胡萝卜、土豆、卷心菜、番茄酱继续煮，会很适合孩子的要求。此外，菜肉馄饨或饺子，萝卜煨肉等，也都是适合孩子的菜品。

（3）家长以身作则带头吃多样化食物，对改变孩子的饮食行为有重要意义。有的家长自己就不爱吃荤菜，而且把这些话挂在嘴边，或者在餐桌上无意识地批评荤菜，这常常会潜移默化地影响孩子对菜肴的取舍。家长要注意自己的行为，避免给孩子带来负面影响。家长的带头作用以及对孩子的鼓励和表扬，对促使孩子养成良好饮食习惯有着不可估量的作用。

18 孩子不爱喝牛奶怎么办

牛奶可以提供大量的天然钙质，是孩子生长发育必要的营养。孩子不爱喝牛奶常见的原因有两个，其一是嫌牛奶不好喝；其二是喝了牛奶肠胃不舒服，甚至腹泻。家长可根据自己孩子的具体情况采取相应的措施：

有些孩子嫌牛奶颜色单调，且无浓郁香味，常常不喜爱喝。有些家长采取强制手段，更引起孩子反感。其实家长可以在牛奶中添加一些有颜色和香味的食品，如可可粉或阿华田等，可为牛奶增色增香，引起孩子兴趣；也可以改吃酸奶。春夏秋三季，酸奶拌水果不失为一道美味可口的餐后点心，其做法是将各种水果去皮洗净后切成小块，如苹果、梨、香蕉、猕猴桃、橘子、草莓及瓜类等均可，加入酸奶后拌匀即可食用。

有些孩子可能有乳糖不耐受症，他们的肠道内缺乏乳糖酶，因此对牛奶中的乳糖不能分解，乳糖在肠内被细菌分解产生乳酸、二氧化碳和水，会产生腹胀、腹痛、腹泻等不适。除了反应特别严重的孩子只能改吃豆浆或豆奶粉外，一般可以先喝少量牛奶，适应后再逐渐增加奶量，也可以改喝酸奶，因为酸奶中部分乳糖已转化为乳酸。牛奶的天然属性是寒凉的，对胃肠道功能较虚弱的孩子来说，不宜吃刚从冰箱内取出的冷牛奶，以热饮为好，且宜餐后引用。

此外要提醒家长注意，不要把奶饮料与酸奶混为一谈。奶饮料实际上属于饮料一类，其营养价值不高，其蛋白质含量仅为1%左右，一般牛奶则为3%，而且添加了碳酸钙的奶饮料会中和孩子的胃酸，常可导致食欲不振。

19 孩子不吃水果怎么办

有些家长认为自己的孩子不爱吃水果，其实这并不完全符合实际情况，有些孩子可能不爱吃苹果或香蕉，但并非不喜欢葡萄、草莓、橘子、西瓜等汁多味美的水果，而且他们还喜欢喝新鲜果汁如橙汁等；有些孩子可能在某一段时间内对水果不感兴趣，尤其是家长把水果的品种仅仅局限于苹果或香蕉之类时。事实上，真正不爱吃水果的孩子并不多见。

因此，家长在得出孩子不爱吃水果的结论之前，首先应该自问："是否供应水果的品种太少？""供应水果的品种是否符合孩子的口味？"如果家长能及时纠正在供应孩子水果方面的局限性，那么可以相信，水果将成为许多孩子最喜爱的食品之一。

此外，家长可以考虑把水果加工做成菜肴，如水果沙拉、拔丝苹果、牛奶香蕉片、水果羹等，也可自制草莓酱、苹果酱。酸奶拌水果是很多孩子喜欢的一道餐后食品。一些脾胃功能较差的孩子，可以选择中性或偏热性的水果，例如温热性的橘子、荔枝（两者均不宜多食）、桃子等，中性的有苹果，或者选择多种水果洗净后切片与酸奶拌食。

20 孩子喜欢吃洋快餐怎么办

洋快餐是高能量、高脂肪、高蛋白、低碳水化合物和低膳食纤维的食品。作为家长，不可能强制孩子完全杜绝洋快餐食品。因为孩子的好奇心和逆反心理都比较重，家长越是禁止，其欲望就会越大，一旦约束放松了或是家长不在孩子身边时，有的孩子就会趁机暴食一番，从而对身体造成不良的影响。实际上，如果能保证日常饮食营养充足，且低糖低脂肪，每月偶尔去一两次快餐店也是可以允许的。但千万要注意让孩子知道洋快餐是一种不健康的食品，不能常吃。家长不要用洋快餐来奖励孩子；不要把洋快餐店作为孩子生日或家庭聚会的固定场所；要注意为孩子选择适合孩子的洋快餐份额。

在进入快餐店就餐时，家长应该首先选择营养搭配较为合理的套餐，也就是三大营养比例适合的套餐，一般碳水化合物应占总能量的 50% ～ 60%，蛋白质占总能量的 10% ～ 15%，脂肪应占总能量的 25% ～ 30%。建议家长在快餐店赠送的免费资料里寻找这些有关的信息。如果没有找到合适的套餐，可以尝试自己搭配。这样价钱可能会比套餐贵一些，但是为了孩子的健康，也是值得的。建议家长们可以这样做：

（1）尽量选择非油炸食品。如果已经点了一份炸鸡翅的汉堡包，就不应该再点一份其他的炸鸡块、炸鱼排或炸薯条的食品。

（2）有些快餐店里供应蔬菜沙拉或其他蔬菜食品，虽然它们不包含在套餐里，但也应该点。

（3）在挑选饮料或冷饮时，要选择糖分低的，或者点一杯牛奶或柠檬茶，按口味自己加糖，尽量少放。

（4）吃快餐时应留有余地，回家可再吃一些水果来平衡膳食结构。

（5）不要经常带孩子在洋快餐店里举行聚会、生日会等，也不要将洋快餐作为孩子表现好的奖励。

在许多快餐店里购买套餐会赠送玩具，那么当家长没有为孩子选择套餐，而是选择点了一份营养搭配合理的快餐后，孩子难免会为得不到玩具而遗憾。这时可以考虑通过其他方式来补偿一下孩子，比如说可以去为孩子买一个类似玩具，或保证回家后给他多讲一个故事等。此外，家长也可以在家为孩子制作类似洋快餐风格但营养结构更合理的食品，并且让孩子参与其中，激发孩子动手的兴趣。

21 孩子喜欢吃零食怎么办

前面已经说过孩子贪吃零食就会不好好吃饭，影响吃正餐，身体就得不到全面的营养。但是也不能硬性地反对孩子吃零食，这样容易激起孩子的逆反情绪，也会使孩子的生活失去很多乐趣。对于孩子吃零食，家长应该给予正确的引导，建议家长们参考以下几点建议：

（1）我们不是绝对地反对孩子吃零食，而是反对贪吃零食，以及由于贪吃零食而影响吃正餐。所谓贪吃零食，就是说零食吃得量太多，吃无定时，吃无选择。

（2）要选择吃合适的零食。一般来讲，坚果类对孩子的脑神经发育有益，但油脂含量较高，热量也很高，可以限量食用。另外，零食必须是卫生的、安全的及容易消化的，凡是地摊食品、含色素及添加剂的食品等，都不要给孩子吃。

（3）要控制吃零食的总量。一般来说，零食以少量为好，如一小碟核桃、花生或瓜子等，少量蜜饯如果脯、山楂、陈皮等，但注意肥胖和脾胃虚弱的孩子要少吃或不吃太甜的食品。

（4）要掌握吃零食的合适时间。餐前餐后半小时左右，或晚餐后看电视时，或睡前1小时内不要再吃任何零食，总的来讲，以不影响正餐为前提。

22 孩子喜欢喝饮料怎么办

不少孩子喜欢喝饮料，尤其是碳酸饮料，喝惯此饮料的孩子常常会出现成瘾性，每天都要喝，一天不喝就会觉得坐立不安。但有研究表明，童年期肥胖人数增多与含糖的碳酸饮料供应量上升密切相关。由于此类饮料含糖量很高，能量热量较高，是孩子出现超重或肥胖的重要原因。虽然含糖的新鲜果汁有一定营养，但也不宜多喝。家长应当从孩子小时候就控制其喝此类饮料的数量，不要让孩子形成对饮料的依赖性。

首先，家中不要常备饮料，也不要常买，冰箱不能常放，孩子不能随意喝。许多家庭经常买成箱的饮料放在家中，孩子可以随意拿来喝，这其实是非常不好的。家长要注意，不必完全禁止孩子喝这些饮料，关键是控制数量，同时要告诉孩子多喝这种饮料对健康的负面影响。家长要经常给孩子打"预防针"，告诉孩子碳酸饮料的危害，如碳酸饮料是"空营养的能量炸弹"，经常喝会"炸伤"身体。此类饮料会导致体内钙的大量流失，造成骨质疏松，临床中发现有用可乐泡饭的孩子发生自发性骨折的病例。

其实，在炎热的夏季，家长可以在家中为孩子自制健康的饮料，对此我们建议如下：

（1）购买榨汁机或破壁机，自己动手制作果汁，如橙汁、苹果汁、番茄汁、芒果汁、西瓜汁及混合果汁。自己榨出的果汁口感上没有市面上的甜，可以加入少量蜂蜜等调和口感，但要注意现榨现喝，存放过久容易滋生细菌。

（2）夏天时做一些百合绿豆汤，放在冰箱冷藏，既解渴又清凉。也可以用菊花、大麦或决明子泡茶。

（3）在家里准备足够的矿泉水，或凉白开，以备孩子口渴时随时饮用。在孩子上学或外出玩耍时，也为其准备一些矿泉水。

（4）鼓励孩子每天喝2～3杯牛奶，为增加孩子的兴趣，还可以加入水果、碎果仁等以丰富口感。

23 孩子喜欢吃甜食怎么办

喜欢吃甜食可以说是孩子的一种天性，像各类糖果、巧克力、冰激凌等，都是孩子比较喜欢吃的一类食品。如果家长在孩子出生后就经常给孩子吃加糖的奶粉、甜点等，就会促使孩子养成吃甜食的习惯。

随着孩子的成长，味觉也逐渐发育。家长要引导孩子品尝食物的天然风味，并提供不同口味的菜肴。家长要经常把健康食物的好处介绍给孩子，并以身作则，不挑食不偏食，不嗜好甜食。还要把多吃甜食的危害告诉孩子：其危害之一就是容易能量过剩，体重超标，另外甜食对牙齿的发育不利，容易产生龋齿。为此建议家长们可以采取以下方法：

（1）家里不经常供应甜食，并控制甜食数量。

（2）家里在制作甜点时，如手工烤制的蛋糕、饼干等，应少加糖，或用糖的代用品如蛋白糖。

（3）把糖果、巧克力等含糖较多的食物放在孩子不能轻易拿到的地方，而把新鲜水果及其他健康食品放在容易拿到的地方。

（4）不要拿甜食来奖励孩子。

24 孩子为什么突然食欲不佳

一个原本健康活泼的孩子突然食欲不佳，可能是受心理或情绪困扰，也有可能是生病所致。要了解真正的原因，就需要从以下两个方面探讨：

（1）假性厌食与厌食

有调查发现，门诊在以"厌食"为主诉就诊的患儿中有少部分属正常饮食者，称为假性厌食。这可能与独生子女受家长过度重视、溺爱，或者家长之间互相比较有关。每个孩子都是一个不同的个体，对食物的喜恶不同，食量不同，食物利用吸收率不同，只要孩子身高、体重正常增长，就不能认为是真正厌食。如果长期要求孩子过度进食，将会损伤脾胃，终至厌食的发生。

（2）生理方面的原因

孩子有病，自然会影响食欲。孩子太小时，无法用言语表达。家长应仔细观察并定时测试孩子的体温，注意精神状态、大小便是否正常、皮肤和眼睛是否有异常等。某些疾病会影响大脑皮层及消化功能，使饱食中枢兴奋性增高，胃肠消化酶及消化液减少而出现短期或较长时间的食欲下降。

如因感冒造成的食欲不振，会在感冒好转或痊愈后跟着改善。但需注意的是在感冒期间孩子的饮食应该更清淡一点，并且鼓励孩子多喝水。有时孩子的食欲不振可能源于食物引起的皮肤或鼻腔过敏。家长可以为宝宝做过敏指数检测或进一步寻找过敏原，避免孩子因过敏而胃口不佳。便秘也是造成孩子食欲变差的原因之一。在改变饮食内容或是进行腹部按摩后，若孩子便秘仍不见好转，建议家长寻求专业医师协助，在解决了孩子的便秘问题后，其食欲不振的问题也将迎刃而解。

此外，孩子很容易患蛔虫病、蛲虫病，如果肚子里有虫，孩子身体就会日渐消瘦。一些慢性病如肠炎、肝炎、肺结核等，会让孩子出现腹泻、低热现象。这些也会导致孩子食欲下降。

（3）心理方面的问题

如果孩子生理方面没有任何问题，但仍然胃口不好的话，就要从心理方面考虑了。首先，要留意孩子近日的行为表现与以往有何区别。是否容易无故发怒，突然依赖性很重，经常失眠等，这类情绪困扰，会让孩子失去吃饭的兴趣，导致食欲下降。另外，家庭变故，也会让孩子情绪不安。如家长经常吵架，或家中来了新的保姆，都会令孩子情绪困扰而食欲下降。

据统计，7～14岁患儿以心理因素引起的厌食占相当大的比例，随着年龄的增长，此因素导致的厌食有上升趋势，这可能与社会环境有关。由于家庭事件及来自社会、学校的各种竞争压力，某些孩子情绪产生变化，使饱食中枢兴奋性增高或相对增高，引起胃肠道消化液减少，胃肠肌张力低下，而发生厌食。因此，家庭、学校及社会应注意孩子情绪变化、心理健康问题，给孩子创造一个和谐、舒适、健康的生存环境。

25 多吃水果会导致小儿厌食吗

水果中含有矿物质、微量元素及碳水化合物，比如梨、桃、橘子、香蕉含钾较高。但是水果虽然营养丰富，但也并非吃得越多越好。家长需要知道如果孩子吃水果过量，不仅对健康无益，反而有害。尤其是反季节的水果，例如冬季的草莓、西瓜、葡萄等，春末提前上市的梨、苹果和橙子等，很多都是在"催熟剂"的作用下才反季或提早成熟，因此也应尽量避免给孩子食用。

营养学家研究证明，75%的7岁以下孩子胃肠道吸收果糖的能力差。

如果孩子从水果或果汁中摄入大量的果糖，可能会引起腹痛、腹泻，会加重小儿厌食症状。另外，孩子过量吃水果会引起"水果尿"。由于孩子的胃肠功能较差，如食入水果过多，就会加重消化器官的负担，导致消化和吸收功能障碍。水果中大量的糖分从肾脏排出，引起尿液的变化，这就是临床上常见的"水果尿"，严重的还可引起肾脏的病理性改变。

26 爱吃零食易致厌食吗

在现实生活中，小儿厌食症的发病率越来越高，其中大多都是吃过多零食导致的，以城市儿童尤为明显。因此，贪吃零食带来的负面影响不可忽视。

零食中的营养是不全面的，如糖果、巧克力类主要含蔗糖，巧克力中还含有较高脂肪。膨化食品类如薯片、虾条等，其成分为淀粉、植物油、味精、盐，为增加鲜味，还添加了较多味精。蜜饯类主要含糖，其矿物质含量不如鲜果，维生素C的含量虽可能高于鲜果，但可摄入的总量并不多。果冻含果胶、蔗糖，有些可能还加入了防腐剂和人工合成的甜味剂。

一般正常生理情况下，儿童每隔3到4个小时胃内容物就要排空，血糖要下降，这时就会产生食欲。零食吃得太多，就会使胃肠道内一直有食物滞留，使胃肠道不断地蠕动并分泌消化液，这样就增加了消化道的负担，到了吃饭时消化液分泌不足，会使食欲降低；其次，很多零食富含蛋白、糖类、脂肪等，这些高热量的食物会使儿童的胃排空变慢，并很难消化和吸收，产生一种饱腹感，到吃饭的时候就毫无食欲；另外，吃了含糖较高的零食，会使血糖水平升高，不能刺激饥饿中枢产生饥饿感，造成孩子食欲下降，长期下去，孩子就会产生厌食的心理。

由此可见，控制吃零食的总量和次数，对维持正常食欲是必要的。

27 如何防止挑食和偏食

挑食和偏食会影响孩子从多种食物中摄取机体所需要的营养，对身体十分不利。首先家长不要把自己的偏嗜带给孩子，不要当着孩子说自己不喜欢吃什么，也不要强迫孩子吃当时不爱吃的饭菜。其次孩子喜欢吃的饭菜要适当地限制，防止过食损伤脾胃。还有要经常变换饭菜花样，使孩子有新鲜感，提高他们的食欲。

有些孩子会随着年龄的增长而逐渐改善挑食和偏食的习惯，特别是进入学校后在同伴的影响下，可能改变不良的饮食习惯。然而长期偏食的孩子如果没有及时纠正或者没有获得适当的治疗，终将导致便秘、肥胖、营养不良、贫血、生长迟缓、免疫机能下降与认知及发育迟缓，甚至影响未来的健康成长。

由于小儿心理发育不成熟，饮食不能自节，容易暴饮暴食损伤脾胃功能，以致出现胃不思纳、脾失健运而导致厌食。对于挑食偏食的孩子，建议不要再给零食。家长应该把主要精力放在孩子的一日三餐上，讲究菜肴的色香味，经常鼓励孩子扩大食物品种，比如可以对孩子说："尝尝妈妈特地为你做的菜。"家长对孩子在纠正挑食偏食习惯方面做出的任何一点进步，都应及时予以肯定和表扬，对进步不大的要以引导为主。要积极找出孩子不吃饭的原因，然后针对问题予以纠正，才能从根本上解决问题。

专家提醒：

有调查显示，1～7岁的孩子其偏食率高达44%。正常孩子要比偏食孩子平均高出5cm，智力发育指数平均高出14分，说明偏食会影响孩子的身高、体重、智力发育，甚至今后的性格发展。

28 可以自作主张给孩子补锌吗

锌是人体必需的微量元素之一，是生命中不可缺少的。在成人体内含量仅有 2g 左右，但广泛分布于全身细胞中。缺锌儿童常常胃口不好，吃饭不香，头发稀疏，色黄无光泽，有的喜欢咬指甲、啃手指，甚至喜欢吃泥土、沙子等。许多妈妈一遇到孩子不爱吃饭的情况，就认为是缺锌造成的，自作主张地为孩子补锌，结果却没有改善孩子厌食的症状。

盲目地猜测孩子是否缺少什么元素而自作主张地补充，这种做法是错误的。因为在人的发育成长过程中，对每一种微量元素和营养的需求都是一定的。家长如果怀疑孩子缺锌，应先到正规医院测一测孩子体内锌元素的水平。常用的检查锌的方法有两种，一种为测头发的锌，另一种为抽血查锌。然后根据化验的结果，在医生的科学指导下用药，补充身体缺乏的微量元素。

如果宝宝确诊为缺锌，就应该根据缺乏的程度进行调理，一般先采用食补的方法，比如多吃些贝壳类的海产品，含锌最多的食物是牡蛎等海产品，其他如红色肉类、动物内脏、鱼、鸡蛋、毛豆、菠菜、蓬蒿菜、马兰头、大蒜等都含有较多的锌。豆类、谷类胚芽、燕麦、花生、核桃等也含锌，此外鱼、禽的眼睛也可补锌。

如果严重缺锌，就需要服用锌制剂进行适当补充治疗。疗程通常在 2～3 个月。当锌元素达到了正常水平，宝宝食欲增加，可以补充含锌食物予以巩固。

29 补锌、补钙可以同时进行吗

锌和钙这两种微量元素最好分开服用。因为它们的吸收原理很相似，同时补充容易使两者"竞争"，相互争夺载体蛋白而互相受到制约。而且，钙在体内的含量远远多于锌，也比锌活泼，同时补充会影响锌的吸收。

因此，当孩子需要补充这两种微量元素时，最好是"先锌后钙"。比如白天补锌，晚上补钙，吸收效果会更好。补锌时，除了要与钙制剂分开服用外，也要与富含钙的牛奶和虾皮等分开食用，最好间隔两个小时以上。

专家提醒：

补锌产品不能空腹服用，应该在饭后服用。

30 边玩边吃的习惯应纠正吗

有的家长怕孩子不好好吃饭，便使用玩具或讲故事哄着孩子吃。这样做不但建立不起良好的饮食习惯，反而会影响孩子的消化吸收。现在有很多孩子进食时注意力不集中，喜欢边看电视边吃，边玩边走边吃，或边看画册边吃，这样做容易抑制消化液的分泌，影响消化功能；同时一顿饭的时间过长，有的甚至要吃一两个小时，饭菜冷了热，热了冷，孩子的食欲全无。

宝宝一边吃一边玩的进餐习惯多是家长养成的，这种不良的进餐行为会影响孩子的消化功能，也造成饮食的不卫生和不安全，应予以纠正。要改变这种行为，需要家长的重视和控制。

家长应该认识到，孩子边吃边玩容易造成食品污染，引发疾病，而且进食量不能很好控制，容易造成孩子消化不良或摄取的营养不够。给孩子固定的就餐位子、桌椅和专用餐具，并营造良好的进餐环境，这是增加孩子食欲的好方法。每次让孩子坐在固定的位子，久而久之能形成条件反射，为就餐做好心理和生理准备。在安静舒适的就餐环境中，能保证孩子思想集中，心情愉快。

31 春夏如何养阳

中医学认为："春日宜省酸增甘，以养脾气。"这是因为春季为肝气旺之时，肝气旺会影响到脾，所以春季易出现脾胃虚弱之症，而多吃酸味食物会使肝阳偏亢而克脾胃（中医认为肝属木，脾胃属土，木旺则克土），故春季饮食最好少食酸辣，稍微偏甜较为合适。春秋饮食宜选辛、甘、温之品，如山药、百合、木耳、葱、姜、枣、花生等。忌酸涩、高油腻、生冷之物。多食黄绿色蔬菜如胡萝卜、青椒、菜花等。立春之后，万象更新，人体肠胃也到了最活跃、最有味觉的时候。但立春以后也是孩子易发病的时候，如果不注意对脾胃的保养，如多食黏硬、辛辣、肥甘味厚的食物，或吃得过饱，使胃难以负重，就可能损害胃肠功能，进而影响孩子身体的健康。家长应该趁立春的机会好好养护孩子的脾胃，多带孩子参加户外活动，呼吸新鲜空气，舒展筋骨，流通血脉，可增强神经系统对气候的适应和调节功能，提高抗病能力。

夏天饮食注意以清为补，宜补气清暑，健脾养胃，常以汤、粥健脾养胃。如绿豆粥、扁豆粥、莲子粥、薏米粥等。三伏天因天热下降，地湿上升，湿热交争困于脾胃，孩子会不思饮食、恶心、头昏乏力、倦怠思睡、舌苔腻、小便少、汗多等。家长可给孩子服藿香正气丸（水），醒脾化湿；或用薏苡仁、白扁豆、荷叶、粳米粥以养脾胃；或辅以香砂养胃丸以健脾助消化。

夏季阳气最盛，在人体阳气旺盛的时候，保护好阳气才能抵御疾病侵袭。因此，夏天要保暖避寒，空调温度不宜太低，少食冷饮。长期处于空调屋内寒凉之气会从皮肤、毛孔侵入人体，易伤肺卫之阳气，导致上呼吸道免疫力下降，细菌、病毒易乘虚而入。另外喝冰镇冷饮易损伤脾胃、消耗阳气，引发各种疾病。

预防孩子苦夏，应以醒脾开胃为重点，配合科学的生活调养效果会很好。

（1）食疗为主。饮食是最为直接、有效的醒脾开胃方法。食物种类要多样，注意色、香、味、形、质等的搭配，以刺激食欲。多吃一些富含维生素、矿物质的水果蔬菜，如梨、苹果、香蕉、猕猴桃、桃、西红柿等，以满足身体消耗所需要的营养供给。也可自制消暑的凉茶或药粥，可根据孩子口味喜好适量加入莲子心、枸杞子、麦冬、荷叶、丝瓜、大枣、山楂、砂仁等醒脾、益气、消食的中药，坚持每天少量、长期服用，脾胃功能自会慢慢增强。夏季正是水果丰富的季节，每天多吃新鲜蔬菜和水果，可补充维生素 C、B_1、B_2。而当身体缺乏这些维生素时，宝贝就会感到身体怠倦，不愿意玩耍，抗病能力也会随着下降。高温天气下维生素 C、B_1、B_2 的供给应比平时多 1 倍，才能满足身体对这些维生素的需要。可让孩子每天多吃绿叶蔬菜、苦瓜及冬瓜，这是补充维生素 C 的最好办法，同时还可清凉祛暑。

（2）就餐环境通风凉爽，有利于保持食欲，但空调温度不宜过低。还要保证饮食卫生，避免摄入污染的食物。

（3）不要在口渴时才饮水。大量出汗后，体内的水分大量丢失，孩子会感到口渴，如果胃内突然大量进水，会导致消化液被冲淡而引起食欲减退。

（4）保证足够睡眠。睡眠不足会影响孩子的中枢神经，干扰消化液的正常分泌，造成食欲下降，加重厌食的症状。

32 秋冬养阴，如何科学进补

《素问·四气调神大论》曰："秋三月，此为容平，天气以急，地气以明。"秋季也是"阳消阴长"的过渡阶段，人体的生理活动与自然环境变化相适应，体内阴阳双方也随之发生改变。因此，秋冬养生在对精神情志、饮食起居、运动导引等方面进行调摄时，应注重一个"和"字。

（1）秋季是进补的季节。天气转凉，孩子的味觉增强，食欲大增，饮食会不知不觉地过量，热量的摄入大大增加。另外，为适应寒冷季节的到来，人体还会积极地储存御寒的脂肪，因此身体摄取的热量增多，散发的热量减少。在秋冬季节，人们稍不小心，体重就会增加，这对于肥胖儿来说更是一种威胁。所以，秋季不可乱补。

在饮食调养方面，中医很注重调和阴阳。利于"阴平阳秘"则为宜，反之为忌。对发育中的儿童，如无特殊原因则不宜过分进补，应防止实者更实、虚者更虚而导致阴阳失调。饮食调养方面要体现"虚则补之，实则泻之""寒者热之，热者寒之"的原则。

多喝水——益肺。秋季气候干燥，人体水分大量丢失。要及时补足这些损失，每日至少要比其他季节多喝水 500mL 以上，以保持肺脏与呼吸道的正常湿润度。还可直接将水"摄"入呼吸道，方法是将热水倒入杯中，用鼻子对准杯口吸入，每次 10 分钟，每日 2～3 次即可。

重食疗——润肺。莲子、芡实、鱼鳔、蜂蜜等有滋阴润肺作用，冰糖银耳汤、黄精秋梨汤、雪梨膏、百合莲子汤、山药莲子汤、芡实山药羹等也有养阴润肺作用。可以吃一些具有润燥止咳、清心降火作用的梨，缓解"秋燥"。但要注意生梨性凉，儿童脾胃较弱，不宜一次吃过多，可做成冰糖炖梨水食用。也可吃大枣，宁心安神，益智健脑，增强食欲，抗过敏，提高免疫力。另外百合也是很好的养阴润肺、清心安神、润肺解渴、止咳止血的食物。

（2）冬季寒，主藏。冬季主寒主藏，意思是冬天气候转为寒冷，植物枯萎，河流结冰，动物蛰伏，万物封藏。冬天天气寒冷，最易伤害肾中阳气，冬季调摄肾之阴阳是重点。"肾者主蛰，封藏之本。"冬季养护肾要围绕一个"水"字，以滋养肾水为原则。因此，冬季宜多喝粥。粥有益于消化，便于吸收，可养护孩子娇嫩的脾胃。古人曰："世间第一补益之物乃粥也。"清朝医学家章穆著《调疾饮食辩》载："粥能滋养虚实百病，固己。"喝粥可以调养脾胃，增进食欲，补充身体需要的养分。

冬季气候寒冷，孩子活动量减少，会影响食物的消化，造成孩子不思饮食甚至厌食。家长可以买些新鲜山楂给孩子当成零食吃。也可用干山楂泡水或煮成汤当饮料喝。据《本草纲目》介绍，山楂以果实为药用，性微温，味酸甘，入脾、胃、肝经，有消食健胃、活血化瘀、收敛止痢之功。对小儿肉积、乳食停滞等，均有疗效。如果孩子能在饭前半小时左右喝一杯山楂汁，会起到开胃的作用。当孩子消化不良时，可取焦山楂 10g，研末加适量红糖，开水冲服，每日 3 次；或生山楂 10g，炒麦芽 10g，水煎服，每日 2 次，均能收到很好的效果。

33 幼儿为什么要多吃绿、橙色蔬菜

蔬菜品种很多，常见的包括叶菜类、根茎类、瓜果类、鲜豆类和菌类等。蔬菜含水分多，蛋白质和热能含量较少，但含有丰富的维生素、无机盐以及较多的纤维素，能够促进消化液的分泌和胃肠道的蠕动，促进粪便的排出。因此，蔬菜是平衡膳食的重要组成部分，而绿色橙色蔬菜更独具特色。在孩子的饮食结构中，应有一定比例的绿、橙色蔬菜。

蔬菜的颜色越深、越绿，其维生素的含量就越高。如青菜、油菜、小白菜、苋菜、菠菜和青椒等含胡萝卜素、维生素 B_2 较多。绿色蔬果也被称为"生命元素"，经常吃绿色蔬菜能让孩子的身体保持酸碱平衡状态，还能帮助清除机体内有害物质。

橙色蔬菜如胡萝卜、黄色南瓜等也含有较多的胡萝卜素。胡萝卜素是一种植物色素，它在体内受小肠黏膜或肝脏细胞中胡萝卜素双氧化酶的作用转变成维生素 A，引起与维生素 A 相同的重要生理作用。但要注意维生素 A 是脂溶性的，在烹制时一定要用些油才好。当孩子不易获得含维生素 A 丰富的动物性食物时，可以考虑让其多吃一些物美价廉的绿色和橙色蔬菜。

34 孩子长期饭量小需要看医生吗

营养学家根据小儿的实际情况制定了一个营养摄入的参考值，如果小儿实际的食量达不到这个参考值的 2/3，就算饭量小了。比如：蛋白质、热量的摄入不足供给标准的 75%，矿物质及维生素的摄入量不足供给标准的 5%；3 岁以下儿童每天谷类食物摄取量不足 50g，3 岁以上儿童每天谷类食物摄取量不足 75g，同时，肉、蛋、奶等摄入都极少。当然，一些特殊情况如小儿患病、气候格外炎热等情况应除外。如果孩子长期处于进食量少的状态时，家长就要注意了。这个长期指的是 6 个月及 6 个月以上。

长期营养不达标，会影响孩子的生长速度。营养学家参考了大量婴幼儿的饮食状况和生长发育值，制定了一些可供参考的数值：婴儿期前 6 个月每月体重增加约 700g，后 6 个月每月体重增加约 450g，身高全年约增长 25cm；宝宝第二年体重增加 2500～3000g，身高增长约 10cm，2～6 岁期间每年体重约增加 2000g，身高增长 5～7cm。这些数字就是婴幼儿平均生长速度。

如果孩子长期没有吃到应吃的饭量，会影响正常生长速度，一般认为如果生长发育达不到上述指标，就认为小儿生长发育不正常，家长就应该带孩子去看医生了。

35 舌苔变厚是患病的表现吗

舌头的上面叫舌背，也称为舌面、舌底。舌背又分为舌体和舌根两部分，舌体和舌根之间有一条人字界沟，伸舌时一般只能看到舌体。舌体的前端称为舌尖，舌体的中部称为舌中，舌体的后部、人字形界沟之前称为舌根。

舌面上覆盖有一层半透明的黏膜，舌背黏膜粗糙，形成许多突起，称为舌乳头。根据形体不同，舌乳头分为丝状乳头、蕈状乳头、轮廓乳头和叶状乳头四种。丝状乳头最多，分布在舌尖、舌体和舌的边缘，它的复层上皮常有角化和脱落，再混以食物残渣、唾液等，使舌黏膜表面有一层白色薄苔，称为舌苔。

舌苔的变化与消化系统功能有着密切关系，舌苔变厚会降低味感，导致食欲下降，消化也会受阻。中医学认为："苔乃胃气之熏蒸，胃中有热，则舌中苔黄而厚。"当人有病时，因进食少或只进软食，咀嚼动作及舌的运动减少，或唾液分泌减少，舌苔就容易堆积起来而变厚。因此说，舌苔变厚是患病的表现。

36 如何合理调整饮食，改变舌苔厚薄

家长可以经常观察孩子舌苔的变化，通过舌苔的厚薄，及时发现孩

子身体的变化。通过饮食调理，把疾病消失在萌芽之中。

舌苔淡白、薄白多为寒症，多见于感冒早期。家长可以给孩子选择性偏热的饮食，如红枣糯米粥等，以软食、羹食为宜，另选择清淡性温的牛肉汤、羊肉汤、蛋花汤、红糖水等，并可以用醋、姜做调味品。水果可以吃苹果、蜜橘和橙子等，不宜吃偏寒凉的食物如黄瓜、冬瓜、绿豆芽、鸭蛋及冷饮等。

舌苔白腻或白厚腻应选用温脾健胃的食物，少吃或忌吃甜腻厚味的食品，否则会导致腹胀或食欲减退。

舌苔微黄或黄腻或黄厚腻为脾胃湿热、肠胃积滞所致，多见于感染、发热或消化功能紊乱，并常伴有口舌干渴、烦躁、大便干结或便秘等症状。饮食上宜选用清热利湿的食物如白萝卜、西红柿、丝瓜、荸荠粉、藕粉、绿豆粥等，吃水果宜吃山楂、梨等。忌吃厚腻热性食物如肥肉、羊肉等。

舌苔薄少或镜面样光滑无苔，或舌苔部分剥落多因肠胃湿热或阴虚火旺所致，多见于严重贫血、寄生虫病或慢性消耗性疾病。这种情况可选用绿豆汤、雪梨、西瓜等有滋阴降火、生津作用的饮食。忌食辛温的食物如羊肉、蒜、葱、姜、香菜等。